医学信息检索与利用

学习指导

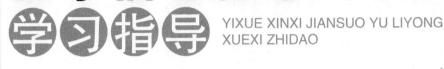

YIXUE XINXI JIANSUO YU LIYONG
XUEXI ZHIDAO

主　编　王　欣　胡清照
副主编　廖　安　李洁筠
编　委（按姓氏笔画排序）
李罗嘉　杨　鸿　张　琳
张晓雪　涂　伟　韩雪飞

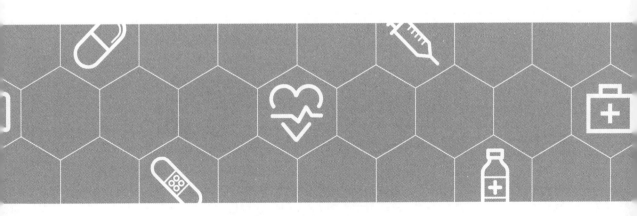

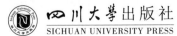
四川大学出版社
SICHUAN UNIVERSITY PRESS

项目策划：王小碧　龚娇梅
责任编辑：龚娇梅
责任校对：张　澄
封面设计：墨创文化
责任印制：王　炜

图书在版编目（CIP）数据

医学信息检索与利用学习指导 / 王欣，胡清照主编
. — 成都：四川大学出版社，2021.12（2023.1 重印）
　ISBN 978-7-5690-5278-7

　Ⅰ．①医… Ⅱ．①王… ②胡… Ⅲ．①医学信息－信
息检索－高等学校－教材②医学信息－信息利用－高等学
校－教材 Ⅳ．① R-058

　中国版本图书馆 CIP 数据核字（2022）第 000731 号

书名　医学信息检索与利用学习指导

主　　编	王　欣　胡清照
出　　版	四川大学出版社
地　　址	成都市一环路南一段 24 号（610065）
发　　行	四川大学出版社
书　　号	ISBN 978-7-5690-5278-7
印前制作	四川胜翔数码印务设计有限公司
印　　刷	四川盛图彩色印刷有限公司
成品尺寸	185mm×260mm
印　　张	8.75
字　　数	210 千字
版　　次	2022 年 3 月第 1 版
印　　次	2023 年 1 月第 2 次印刷
定　　价	38.00 元

◆ 读者邮购本书，请与本社发行科联系。
　电话：(028)85408408/(028)85401670/
　(028)86408023　邮政编码：610065
◆ 本社图书如有印装质量问题，请寄回出版社调换。
◆ 网址：http://press.scu.edu.cn

四川大学出版社
微信公众号

前　言

　　本学习指导是以临床医学、口腔医学、护理学专业本科生为主要对象，兼顾应用心理学、药学、中药学、医学检验技术、医学影像技术、眼视光学、康复治疗学、劳动与社会保障、健康服务与管理等专业的教学要求，为"医学信息检索与利用"课程编写的教学辅助教材。

　　归纳、总结、复习、练习是学习"医学信息检索与利用课程"的重要过程，也是学习该课程的有效方法。本书内容紧扣教材，贯彻"简而明、归纳与综合"的原则，使学生在了解医学文献基本知识、信息检索基本原理的基础上，熟悉网络医学资源的分布及利用方法，掌握各种医学及相关学科文献检索工具、数据库的特点和检索方法，培养医学生的信息素养，提高其信息获取和信息利用能力，使学生能够系统地了解并较为熟练地使用各类网络数据库，利用现代信息技术和网络信息资源来解决学术研究中的实际问题。

　　全书共 8 章，每章均由"学习目标""主要知识框架""重点内容"和"强化训练"四个部分组成。其中，"学习目标""主要知识框架""重点内容"搭建了每章教学内容的主线，突出教师授课的重点、难点，旨在帮助学生更牢固地掌握医学信息检索与利用的基本理论、基本技能；"强化训练"将每个章节的重点、难点内容，容易混淆的概念以多种形式的试题展现，考查学生掌握知识点的程度，增强学生对知识点的理解和记忆，逐步提高学生分析问题、灵活运用知识的能力，使学生学以致用，达到提高教学质量的目的。

　　由于编者水平有限，虽竭尽全力，数番校订，仍难免有挂一漏万之处，尚祈读者与专家指正，以便再版时修订。

主　编

2020 年 6 月

目　录

第一章 绪 论

【学习目标】

一、知识目标

掌握：信息、知识、情报和文献的基本概念；医学情报信息的来源；文献的类型。

熟悉：信息素养的内涵，信息利用对医学工作者的重要性；学习医学信息检索与利用课程的重要意义。

了解：医学文献发展的特点。

二、技能目标

使学生在思想上树立起情报信息意识，能够利用学到的信息素养评价标准评价自己的信息素养。

三、教育目标

让学生对新知识产生浓厚的兴趣，开启学生主动思考的闸门，培养学生对知识的探究能力和自主学习的习惯，不断激发学生自主学习的热情。

培养学生明辨是非的精神，具体来说，就是让学生明白我们获取到的信息是良莠不齐的，需要在检索前选好信息源，在检索到结果后去伪存真，筛选出高质量的信息并从中汲取知识。

通过对信息素养内涵中信息伦理的学习，强化学生守法、诚信的价值观。

【主要知识框架】

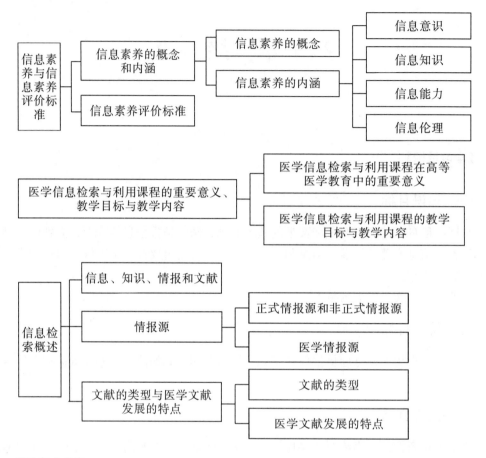

【重点内容】

第一节　信息素养与信息素养评价标准

一、信息素养的概念和内涵

1. 信息素养的概念

信息素养（information literacy，IL）又称为"信息素质"，指人们能够判断什么时候需要信息，并且懂得如何去获取信息，如何去评价和有效利用所需信息。

2. 信息素养的内涵

信息意识（information consciousness）指对周围情报信息的敏感性和主动利用情报信息的自觉性。

信息知识（information knowledge）指与信息获取、评价、利用等活动有关的知识、原理和方法。

信息能力（information ability）指信息技术应用能力，信息查询及获取能力，信息组织加工及分析能力。

信息伦理（information ethics）也称信息道德，是指在信息获取、利用、传播和生产过程中应当遵循的法律法规、道德规范和社会共识。

二、信息素养评价标准

美国大学与研究图书馆协会（ACRL）确定的标准认为：

（1）有信息素养的学生有能力确定所需信息的性质和范围。

（2）有信息素养的学生可以有效地获得需要的信息。

（3）有信息素养的学生能够评估信息和信息出处，然后把挑选的信息融合到他们的知识库和价值体系中。

（4）不管是个人还是作为一个团体的成员，有信息素养的学生能够有效地利用信息来实现特定的目标。

（5）有信息素养的学生熟悉许多与信息使用有关的经济、法律和社会问题，并能合理合法地获取信息。

第二节 医学信息检索与利用课程的重要意义、教学目标与教学内容

一、医学信息检索与利用课程在高等医学教育中的重要意义

（1）医学信息检索与利用课程教给学生获取知识的知识，为其自主学习和终身教育打好基础。

（2）医学信息检索与利用课程是培养学生信息素养的重要途径。

（3）医学信息检索与利用课程培养学生独立工作的能力，唤起学生的主体意识。

（4）医学信息检索与利用课程培养学生的批判性思维和创造性思维，提高科研创新能力。

医学信息检索与利用对医学工作者的重要性：

①是知识更新的源泉；②是提高医学工作水平的重要途径；③是医学科研不可少的条件。

二、医学信息检索与利用课程的教学目标与教学内容

（1）能够意识到专业学习中的信息需求并能明确所需信息的性质和范围。

（2）能够了解信息源的多样性，以及重要生物医学信息源的特点；能够根据所需要信息的类型和特点，选择合适的信息源，构建检索策略并有效率地获得所需信息。

（3）能够批判性地评价信息及其来源，并把所获得的信息融入自身的知识基础和价

值体系之中。

（4）能有效地整理、组织、利用信息完成一项具体任务，如完成老师布置的作业、自主学习任务或撰写一篇信息调查报告或综述等。

（5）了解有关信息技术的使用所产生的经济、法律和社会问题，并能在获取、使用、传播信息过程中遵守相关的道德、社会共识和法律法规。

第三节　信息检索概述

一、信息、知识、情报和文献

（一）信息

信息是物质的一种存在方式、形态或运动状态，是事物的一种普遍属性，一般指数据、消息中包含的意义，可以使消息中所描述事件的不定性减少。

（二）知识

知识是人类大脑中重新组合形成的序列化信息。

（三）情报

情报是运用一定的形式传递给用户，并产生效用的知识和信息。情报的三个基本属性，即知识性、传递性、效用性。

（四）文献

文献是记录有知识的一切载体。文献包括四个基本要素：文献以知识为内涵；知识以符号来表现；符号以一定的手段来记录；以一定的物质载体为文献的外在表现形态。

（五）信息、知识、情报、文献的相互关系

信息是知识的源泉，知识是系统化、理论化的信息，情报是活化的知识和信息，文献是信息、知识的一种表现形式。

二、情报源

（一）正式情报源和非正式情报源

正式情报源是经过规范化的编著、审校过程并由正式的出版发行渠道传播的文献，是人们获取信息、知识的重要情报源。

非正式情报源是指实物信息源和口头信息源，前者包括实物、样品、展览等；后者包括交谈、会议、广播等。

（二）医学情报源

医学情报源的形式多种多样，根据内容可划分为以下 6 种：

（1）医学成果情报源。

（2）临床诊疗情报源。

（3）医学统计情报源。

（4）医学产品情报源。

（5）循证医学情报源。

（6）病案情报源。

三、文献的类型与医学文献发展的特点

（一）文献的类型

1. 按载体类型划分

（1）书写型文献。

（2）印刷型文献。

（3）缩微型文献。

（4）视听型文献。

（5）电子型文献。

2. 按出版形式划分

（1）图书：内容成熟、系统、全面、可靠，但出版周期长，信息传递慢。

（2）期刊：内容新颖、信息量大、容易获得，是科技人员获取信息的重要来源。

（3）报纸：涉及面广、内容新颖，但深度不够。

（4）特种文献：特种文献是指出版发行和获取途径都比较特殊的科技文献。特种文献一般包括会议文献、科技报告、专利文献、学位论文、标准文献、科技档案、政府出版物七大类。

3. 根据对知识的加工深度划分

（1）一次文献：一次文献是作者根据自己的工作或研究成果而写成的文章。同学们比较熟悉的专著、期刊论文、学位论文就属于一次文献，此外还有研究报告、会议录、专利说明书、病历档案等。

（2）二次文献：二次文献是供读者检索一次文献用的检索工具，包括目录、索引、文摘等。二次文献的使用方法是本门课程的重点教学内容之一。

（3）三次文献：三次文献是科技人员利用二次文献检索出某一专题的大量一次文献并进行阅读、分析、归纳、整理、概括，重新组织、加工写成的文章。同学们比较熟悉的词典、百科全书就属于三次文献，此外还有综述、评论、述评、进展、动态、年鉴、指南、手册等。

（4）零次文献：零次文献是尚未用文字记录的信息或没有正式发表的文字材料，包括实验数据、口头信息、实物信息、书信、手稿、笔记、记录等。

（二）医学文献发展的特点

（1）数量庞大，增长速度快。

（2）内容交叉渗透，分散重复。

（3）文种繁多。

（4）半衰期缩短，失效期加快。

（5）交流传播及变化速度加快。

（6）日益向多元化发展。

【强化训练】

一、单项选择题

1. 论文应具有原创性，在论文撰写过程中剽窃他人学术成果的行为违背了信息素养内涵中的_____，会受到法律制裁。

A. 信息意识　　　B. 信息知识　　　C. 信息能力　　　D. 信息伦理

2. 知识是人类大脑中重新组合形成的序列化_____。记录有知识的一切载体称为_____。

A. 信息 情报　　B. 文献 情报　　C. 文献 信息　　D. 信息 文献

3. 情报的三个基本属性是_____。

A. 新颖性、知识性、传递性　　　　B. 知识性、传递性、效用性

C. 科学性、知识性、实用性　　　　D. 原创性、科学性、效用性

4. 下列哪一项不属于情报的特点？

A. 知识性　　　　B. 公开性　　　　C. 传递性　　　　D. 效用性

5. 根据国家相关标准，文献的定义是指"记录有_____的一切载体"。

A. 情报　　　　　B. 信息　　　　　C. 知识　　　　　D. 数据

6. 特种文献不包括_____。

A. 学位论文　　　B. 核心期刊　　　C. 标准文献　　　D. 普通图书

7. 手稿、私人笔记等属于_____。

A. 零次文献　　　B. 一次文献　　　C. 二次文献　　　D. 三次文献

8. 下列文献类型中不属于一次文献的是_____。

A. 专著　　　　　B. 研究报告　　　C. 书信　　　　　D. 会议录

9. 目录、索引、文摘都属于_____。

A. 一次文献　　　B. 二次文献　　　C. 三次文献　　　D. 零次文献

10. 下列文献类型中属于三次文献的是_____。

A. 综述　　　　　B. 期刊论文　　　C. 会议录　　　　D. 专利说明书

11. 下列文献类型中不属于三次文献的是_____。

A. 百科全书　　　B. 年鉴　　　　　C. 会议文献　　　D. 词典

12. 三次文献不包括_____。

A. 索引　　　　　　　　　　　　　B. 综述

C. 手册、年鉴　　　　　　　　　　D. 百科全书、指南

13. 综述、述评、笔记分别属于_____。

A. 一次文献、二次文献、三次文献　　B. 三次文献、二次文献、零次文献

C. 三次文献、一次文献、零次文献　　D. 三次文献、三次文献、零次文献

二、多项选择题

1. 信息素养的概念包括以下组成部分_____。

A. 能够判断什么时候需要信息

B. 懂得如何去获取信息

C. 懂得如何去评价信息

D. 懂得如何有效利用所需信息

2. 培养信息素养的目的是_____。

A. 让人们认识到什么时候需要信息

B. 让人们知道如何查找信息

C. 让人们知道如何评价信息

D. 让人们知道如何应用信息

3. 信息素养的内涵包括_____。

A. 信息意识　　　　　　　　B. 信息知识

C. 信息能力　　　　　　　　D. 信息伦理（道德）

4. 情报的三个基本属性是_____。

A. 知识性　　　B. 传递性　　　C. 普及性　　　D. 效用性

5. 关于文献，以下说法正确的是_____。

A. 文献是记录有知识的一切载体

B. 具体地说，文献是将知识、信息用文字、符号、图像、音频等记录在一定的物质载体上的结合体

C. 医学文献属于科技文献的范畴

D. 文献的载体有纸张、光盘、录像带等

6. 关于一次文献的描述，正确的是_____。

A. 也叫原始文献

B. 综述是一次文献的一种

C. 其特点是内容有创新性

D. 是作者根据自己的工作或研究成果等第一手资料写成的文章

7. 下列关于二次文献的描述，正确的是_____。

A. 是对一次文献进行收集、分析、整理，并根据其不同的特征按一定规则加以编排而成

B. 它的英文术语是 secondary literature

C. 专利是二次文献的一种

D. 是可用于检索一次文献的工具

8. 一次文献包括_____。

A. 期刊论文、会议文献、专利文献

B. 百科全书、手册、综述

C. 目录、索引、文摘

D. 学位论文、研究报告、专著

9. 以下关于二次文献的描述，正确的是_____。

A. 也叫检索工具

B. 是对一次文献进行收集、分析、整理，并根据其外表特征或内容特征，按一定的规则加以编排而成

C. 可用于检索一次文献

D. 专利说明书是二次文献的一种

10. 以下关于三次文献的描述，正确的是_____。

A. 具有信息含量大、综合性强和参考价值大等特点

B. 是对一次文献进行阅读、分析、归纳、整理、概括，重新组织、加工写成的文章

C. 可供了解某一学科或专题历史发展状况，最新研究进展，未来发展趋势

D. 它的英文术语是 tertiary literature

11. 三次文献包括_____。

A. 目录、索引、文献　　　　　　B. 综述、述评、简讯、调研报告

C. 百科全书　　　　　　　　　　D. 期刊论文、会议论文、专利文献

12. 关于零次文献定义的描述，下列正确的是_____。

A. 它的英文术语是 fragmentary literature

B. 可以是尚未用文字记录的信息

C. 可以是没有正式发表的文章

D. 笔记是零次文献的一种

三、填空题

1. 信息素养的内涵主要包括_____、_____、_____、_____四个方面的内容。其中，_____是指与信息获取、评价、利用等活动有关的知识、原理和方法。

2. 医学情报信息的来源有_____、_____两条主要渠道。

3. 刊载某学科文献密度大，载文率、被引用率及利用率较高，深受本学科专家和读者关注的期刊称为_____。

4. 请写出至少五种特种文献：_____、_____、_____、_____、_____。

5. 根据对知识加工深度划分，文献可分为、_____、_____、_____、_____四种类型。

6. 文献按加工程度的不同，可分为四个层次。实验数据、观测记录属_____；年鉴、手册属_____；目录、索引属_____；期刊论文、科技报告属_____。

四、名词解释

1. 信息

2. 情报

3. 文献

五、判断题

1. 学位论文属于特种文献。　　　　　　　　　　　　（　　　）
2. 信息是事物的一种普遍属性。　　　　　　　　　　（　　　）
3. 文献是指人类大脑中信息的有序集合。　　　　　　（　　　）
4. 实验数据是三次文献的一种。　　　　　　　　　　（　　　）

六、简答题

什么是情报？情报具有哪三个基本属性？

第二章　信息检索基础知识

【学习目标】

一、知识目标

掌握：信息检索的概念和基本原理；信息检索的类型；信息检索语言的类型；图书分类体系；MeSH 树状结构的作用；副主题词的作用。

熟悉：信息检索的基本原理；信息检索语言的两种分类方式，以及其分别的特点和作用；常用分类法的标记制度；医学主题词的形式；参照系统的作用。

了解：信息检索语言的定义；医学主题词表的来源。

二、技能目标

通过介绍信息检索的概念和基本原理，使学生熟悉医学主题词表的形式，对信息检索有一定的了解和认识，并能够结合所学到的相关知识，最终在检索中加以利用。

三、教育目标

引导学生在学习核心知识和检索技能前先对其概念和基本原理有一定的认知，交给学生获取知识和信息的技能，为学生的自主学习创造条件。

培养学生创造性思维的能力，提高科研创新能力。

教导学生在信息获取、利用、传播和生产过程应当遵循法律法规、道德规范和社会共识。

为后续信息检索的深入学习及检索实际操作打好基础，所谓"工欲善其事必先利其器"。

【主要知识框架】

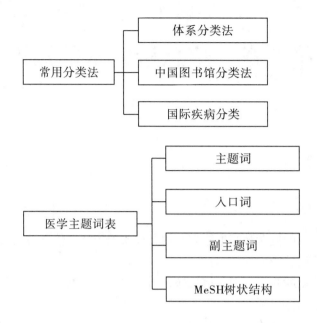

【重点内容】

第一节 信息检索

一、信息检索的概念

检索（retrieval）即查找和获取。广义的信息检索包括"信息存储与检索"；狭义的信息检索通常称为"信息查找"或"信息搜索"。

信息检索是指按照一定方式组织、存储信息，并根据用户需求查找出有关信息的过程，又称信息存储与检索、情报检索。

二、信息检索的原理

信息检索包括文献信息的存储和检索两个过程。信息检索是将用户所需的信息特征标识与检索系统中存储的信息特征标识进行比对，从中找出特征一致或基本一致的信息。

三、信息检索的类型

（1）文献检索（document retrieval）：在文献检索系统中查找特定文献或含有特定内容的文献。

（2）事实检索（fact retrieval）：广义的事实检索既包括数值数据的检索、算术运算、比较和数学推导，也包括非数值数据（如事实、概念、思想、知识等）的检索、比较、演绎和逻辑推理。

（3）数据检索（data retrieval）：直接获取以数值形式表达的量化信息。

三种不同检索类型所对应的检索对象及适用检索工具见表2-1。

表2-1　三种不同检索类型所对应的检索对象及适用检索工具

信息检索类型	检索对象	适用检索工具
文献检索	某一学科、概念、著者的相关文献等	文献检索工具
事实检索	具体的知识、事实、术语解释等	参考工具书（包括字典、词典，年鉴，手册，百科全书，图表、图谱，名录）
数据检索	数值性数据、图表、公式、结构式等	

第二节　信息检索语言

一、定义

信息检索语言是根据信息检索需要而创造的人工语言，其实质是一系列表达信息概念及其相互关系的概念标识系统。

信息检索语言是连接信息存储和检索两个过程的桥梁。

二、信息检索语言的类型

（一）根据信息检索语言所标识的内容分类

1. 外表特征检索语言

外表特征检索语言包括著者、出处（包括书名、刊名、期、卷、页码）、文献序号、引文等。

2. 内容特征检索语言

内容特征检索语言包括分类语言、主题语言、代码语言等。

（1）分类（classification）语言：以学科分类为基础，采用逻辑分类一般规则对概念进行层层划分，构成上位类和下位类之间的概念隶属、同位类之间的概念并列等级体系。

《中国图书馆分类法》（简称《中图法》）是目前我国使用最广泛的一种等级体系分类法。

（2）主题（subject）检索语言：是以词语作为概念标识，按字顺编排的检索语言。它由主题词汇构成，也就是将自然语言中的名词术语经过一定规范化处理后作为文献信息标识，按照字顺排序，并通过参照系统提示主题概念之间的关系。在医学领域最具代表性的主题词表是《医学主题词表》（Medical Subject Headings，MeSH）。主要有以下四种：

①标题词：从文献标题中抽选出来，用来标引文献的词或词组。

②单元词：又称元词，是指能够用以描述信息所论及主题的最小、最基本的词汇单位。

③关键词（keyword）：从文献题名、文摘或全文中抽取出的表达文献主题概念，起关键作用，具有实质意义的名词术语。

④叙词（descripter）：又称主题词，是从自然语言中优选出来并经过规范化处理的，以基本概念为基础的表达文献主题的单元词或词组。

分类语言和主题语言从不同角度揭示文献内容，二者功能互为补充，在检索时可视具体情况结合使用。二者对比见表2-2。

表2-2　分类语言和主题语言对比表

类型	特点	优点	缺点
分类语言	聚集相同学科门类和主题内容的文献	①按学科分类集中文献，揭示各个类目在内容上的逻辑联系；②具有很好的系统检索、浏览检索功能，便于鸟瞰全局、触类旁通	①无法反映新学科和新技术的内容；②不能全面检索有关跨学科、专业的某一事物的所有文献；③体系庞大复杂，不容易掌握，对细小专深的主题也难于揭示和检索
主题语言	以代表文献内容特征和科学概念的名词术语作为检索标识	①使检索具有直接性与直观性；②适于从事物出发按专题进行特性检索	①缺乏按学科进行族性检索的能力；②缺乏表述专指度较高的复杂概念的能力

（3）代码（code）语言：以代表事物某一特征的代码作为标识。

（二）根据文献检索语言是否经过规范（人工控制）分类

1. 规范化检索语言

规范化检索语言包括主题词语言（如 MeSH、中医药学主题词表）、分类语言、代码语言。

2. 非规范化检索语言

非规范化检索语言又叫自然语言、自由语言，包括标题语言和关键词语言。

第三节　常用分类法

一、体系分类法

（1）体系分类法是指应用逻辑分类的原理，按照文献信息的学科、专业属性集中文献信息，提供用户从"课题的学科分类角度"检索文献信息的方法。

（2）体系分类法使用的检索语言就是分类检索语言，叫作"分类号"。

（3）分类号所代表的学科名叫作"类目"。

（4）体系分类法应用的原理是逻辑分类的原理，也就是将一个大的事物、大的类根据其属性分为若干小的事物、小的类，再将这些小的事物、小的类根据其属性划分出若干更小的事物、更小的类，这些被分的大类就是"上位类"，分出来的小类就是"下位类"。

二、中国图书馆分类法

《中国图书馆分类法》是中华人民共和国成立后编制出版的一部具有代表性的大型综合性分类法，简称《中图法》。

《中国图书馆分类法》将所有学科分为 22 个大类，每一个大类用一个字母代表（除了 L、M、W、Y）：A，马克思主义、列宁主义、毛泽东思想、邓小平理论；B，哲学、宗教；C，社会科学总论；D，政治、法律；E，军事；F，经济；G，文化、科学、教育、体育；H，语言、文字；I，文学；J，艺术；K，历史、地理；N，自然科学总论；O，数理科学和化学；P，天文学、地球科学；Q，生物科学；R，医药、卫生；S，农业科学；T，工业技术；U，交通运输；V，航空、航天；X，环境科学、安全科学；Z，综合性图书。

三、国际疾病分类

（一）国际疾病分类修订历程与现状

国际疾病分类（international classification of diseases，ICD）的产生可以追溯到一百余年以前。为了便于死亡数据的采集和统计，1893 年 Bertillon 提出了贝蒂荣死因分类法。1900 年，WHO 在此基础上发布了《国际疾病分类》第一次修订本，简称 ICD-1，而后每 10 年左右进行一次修订。随着医学进步和对健康监测要求的不断提高，非致死性疾病对于疾病负担和公共卫生的意义日益凸显，1948 年 ICD 第六次修订首次增加了疾病统计。此后，ICD 的统计范畴逐渐扩展到死因、疾病、损伤及其他健康相关问题。1990 年世界卫生大会审议通过 ICD-10，并于 1993 年正式生效。2007 年，WHO 组织成立了专门工作组，正式启动 ICD-11 的修订，并于 2022 年 1 月 1 日正式启用。

（二）ICD-11 简介

ICD-11 是系统记录、报告、分析、解释和比较死亡率和发病率数据的国际标准。第 11 次修订由来自世界各地的临床医生、统计学家、分类和 IT 专家合作，最大限度地保证了 ICD-11 的适用性。ICD-11 首次以完全电子化的形式呈现，目前可提供约 17000 个类别，包括超过 100000 个医学诊断索引术语。

与历史版本相比，ICD-11 有了很大的改进。它反映了科学和医学的重大进步，使分类与疾病预防和治疗的最新知识相一致，涵盖了更多有意义的临床内容。整体编码改进使数据记录和收集变得更加精确和详细。另外，ICD-11 使用簇编码（后组配）的编码形式，以标准化的方式提供疾病更详细的附加信息。通过簇编码和统一资源标识符，可以更完整地将上报数据中的临床信息进行还原。

ICD-11 的一个显著特点是，其作为一种数字化产品，将一些编码规则嵌入信息化系统，大大提高了编码的便捷性和准确性，缩短了编码员培训所需时间。另外，ICD-11 中新增设了传统医学病证补充章节，填补了全球范围内传统医学病证数据统计标准的空白。

《国际疾病分类》与《国际健康干预分类》（ICHI）和《国际功能、残疾和健康分类》（ICF）构成了世界卫生组织国际分类家族（WHO-FIC）的核心分类。ICD-11 与ICHI、ICF 的术语具有高度兼容性，并与 ICD-O、SNOMED-CT、INN、ATC 等分类或术语集相关联。它们在卫生信息框架中的联合使用将进一步推动卫生信息高效的采集与利用。

ICD-11 允许各国使用最先进的分类系统、通过数字化的方式来进行健康数据的记录、报告与统计，将为公共卫生、医疗资源配置或评估、医疗管理等提供更有价值的数据支撑。

（三）ICD-11 的重要意义

疾病分类与代码、手术操作分类与代码、病案首页、医学名词术语等是推进医疗服务规范化、标准化管理的重要基础。ICD-11 对于提高医疗服务标准化水平和医疗管理效率，促进诊疗信息有效互联互通具有积极意义。

第四节　医学主题词表

一、医学主题词表概述

《医学主题词表》（Medical Subject Headings），简称"MeSH"，是美国国家医学图书馆（The United States National Library of Medicine，NLM）自 1960 年起编制的一部规范化的可扩充的动态性叙词表。

二、主题词

主题词（subject heading）是规范化的、用以描述文献主题（内容特征）的有检索意义的词或词组。

三、入口词

入口词又称非正式主题词、款目词，即非标引用词，是不属于医学主题词表中规范化的主题词，但是跟主题词有同义关系、等同关系，是主题词的同义词、学名或俗称、旧称或新称。

四、副主题词

副主题词（subheading）是用于对主题词做进一步限定的词，主题词与副主题词一起使用，使概念更为专指，用来表达文献的内容更为确切。

五、MeSH 树状结构

MeSH 树状结构显示 MeSH 主题词在学科体系中的位置和词间的族性关系。

主题词的树状结构号＝子范畴的英文代码＋一组用"."隔开的数字。

作用：可帮助从学科体系中选择主题词；可帮助进行扩检和缩检；可帮助确定词的专业范围。

第五节 信息检索系统

一、信息检索系统概述

（一）定义

信息检索工具是人们为了快速、全面、准确地查询已有的文献信息资源，按照一定的著录规则编制而成的用以存储、报道和检索信息的工具，其包括印刷型检索工具、微缩型检索工具、各种计算机检索系统，以及基于互联网的网络信息检索系统、搜索引擎等。

（二）类型

1. 按收录范围划分

综合性检索工具，专业性检索工具，专题性检索工具。

2. 按载体形式划分

手工型检索工具，机读型检索工具，网络型检索工具。

3. 按著录内容划分

（1）目录型：目录（catalogue）是以一个完整出版物（一本书、一种期刊或报纸等）为著录单元，只描述其外部特征，并按照一定的规则编排而成的检索工具。

（2）索引/文摘型：索引/文摘（index/abstract）是以书刊资料中的文献为著录报道对象，揭示文献的内部和外部特征，并按一定次序编排而成的检索工具。

（3）全文型：全文型（full text）检索工具不仅能获取文献的题录信息，还能得到原始文献的全文。

二、计算机信息检索系统

(一) 计算机信息检索系统的构成

计算机信息检索系统的构成如图 2-1 所示。

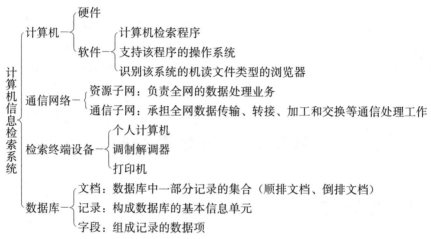

图 2-1　计算机信息检索系统

(二) 数据库的结构

数据库（data bank）是一定专业范围内的信息记录及其索引在计算机外存储器上的集合。

1. 文档

文档（file）是数据库中一部分记录的集合。一般分为以下两种。

(1) 顺排文档：存入了数据库的全部记录，按照存入顺序编号和排列，又称为主文档。

(2) 倒排文档：是将主文档中的可检字段抽出，按字顺或代码顺序编排所形成的文档，不同的字段组织成不同的倒排文档。数据库建立倒排文档的目的是提高检索效率。

2. 记录

记录（record）是构成数据库的基本信息单元，由若干字段组成，每条记录都描述了原始信息的外表特征和内容特征。一条记录代表一条原始信息，或者是一篇文献的信息。

3. 字段

字段（field）是组成记录的数据项。字段用来描述文献的特征，文档、记录、字段的关系可以描述为：文档是一个表，表中的每一行就是一个记录，行数就代表了记录的数量，而表中的每一列就是一个字段，每个字段就是一个文献的特征标识，指向文献特征所在位置。

（三）数据库的类型

根据数据库中存储信息的内容划分，可分为文献型数据库、事实型数据库、数值型数据库、多媒体型数据库。

1. 文献型数据库

（1）书目型数据库（bibliographic database）：存储二次文献（提供获取原文的线索）。

（2）全文型数据库（full text database）：储存一次文献，即原始文献全文。

2. 事实型数据库

事实型数据库（fact database）：存储经过加工的三次文献的信息。

3. 数值型数据库

数值型数据库（numeric database）：存储以数值形式表示的数据。

4. 多媒体型数据库

多媒体型数据库（multimedia database）：存储图像、视频、音频、动画等多媒体信息。

第六节　信息检索技术

检索提问表达式＝检索词＋运算符。

检索词包括各种描述文献内容和外表特征的标识：主题词、关键词、自由词、分类号（树状结构号）、特征词、代码、著者姓名、刊名、出版年等。

常用运算符包括布尔逻辑运算符、字段限定符、位置限定符、截词符、词组检索符等。

一、布尔逻辑检索

布尔逻辑检索使用布尔逻辑运算符（Boolean logical operators）用来组配多个检索词，指定词间的逻辑关系。常用布尔逻辑运算符及其指定的逻辑关系见表2-3。

表2-3　布尔逻辑运算符及其指定的逻辑关系

名　称	运算符	逻辑关系	举例	作用
逻辑乘	AND/×	交叉限定	A AND B	缩小检索范围提高查准率
逻辑加	OR/+	并列等同	A OR B	扩大检索范围提高查全率
逻辑非	NOT/-	排斥	A NOT B	缩小检索范围提高查准率
括号	（　）	控制多个命令执行顺序	(A OR B)	按顺序先执行括号内命令，直到括号内的所有命令执行结束，再返回执行其他命令

在含有不同逻辑运算符的复杂组配中，逻辑运算的优先级顺序是：（ ）＞NOT＞AND＞OR。

二、字段限定检索

字段限定检索是通过字段限定符把检索提问词限制在指定字段中。字段限定符有以下两种。

1. 精确限制符

运算符："="。

检索式：字段代码=检索词。

2. 模糊（包含）限制符

运算符："in""[]""/"。

检索式：检索词 in 字段代码，检索词［字段代码］。

三、位置限定检索

位置限定检索（proximity retrieval）是通过位置运算符来实现的，表示检索词出现在记录中的相邻位置关系。

1.（W）——With

表示该运算符两侧的检索词相邻，且两者之间只允许有一个空格或标点符号，不允许有任何字母或词，次序不能颠倒。（W）也可以简写为（）。

2.（nW）——nWords

表示在此运算符两侧的检索词之间最多允许间隔 n 个词，两者的次序不能颠倒。

3.（nN）——nNear

表示此运算符两侧的检索词之间允许间隔最多 n 个词，两者的次序可以颠倒。

4.（S）——Subfield

表示此运算符两侧的检索词必须在文献记录的同一个子字段（一个句子就是一个子字段）。

5.（F）——Field

表示此运算符两侧的检索词必须在文献记录的同一个字段中。

四、截词检索

截词检索（truncation retrieval）是以符号取代检索词中的部分字母从而检出相同词干的词。

截词检索主要用于同根词、单复数词、词性变异和拼法变异词的检索，以提高查全率。

不同的检索系统会使用不同的截词符。大多使用"?"截词符，表示 0~1 个字符。使用"＊"截词符，表示多个字符。

五、词组检索

词组检索（phrase retrieval）用于检索固定短语或专有名词，是所输入的两个以上单词为词组时，可用引号（""）将其括起，系统会将其视为一个不可拆分的整体进行检索。否则，系统会将其拆分后按逻辑与（或）关系运算。

六、范围运算符

运算符：=、>、<、>=、<=、-。

多用于对检索结果做时间上的限定。

七、加权检索

加权检索是一种定量检索技术，其作用是判定检索词或字符串在满足检索逻辑后对文献命中与否的影响程度。运用加权检索可以命中核心概念文献，它是一种缩小检索范围、提高查准率的有效方法。

八、聚类检索

聚类检索即在对文献进行自动标引的基础上，构造文献的形式化表示——文献向量，然后通过一定的聚类方法，计算文献与文献之间的相似度，并把相似度较高的文献集中在一起，形成一个文献类，根据聚类水平的不同，可以形成不同层次的聚类体系。

九、扩展检索

扩展检索的基本原理：系统基于词表，自动或半自动地对多个检索词执行逻辑或（OR）运算。

基于词表的扩展检索主要有下位词扩展和同义词扩展检索。

十、全文检索

全文检索即以原始记录中的词语及其特定的位置关系为对象的检索，是一种不依赖主题词表而直接使用自由词的检索方法。位置限定符是全文检索常用的运算符。

十一、多媒体检索

利用图像处理、模式识别、计算机视觉、图像理解等学科中的一些方法作为基础技术，直接对图像、视频、音频内容进行分析，抽取特征和语义，建立内容特征索引以供检索。

第七节 信息检索方法和步骤

一、检索方法

（一）追溯法

方法：利用已有文献后所附的参考文献为线索进行追溯查找。

特点：方便，但查全率、查准率较低。

适用：无检索工具时使用。

（二）工具法（常用法）

方法：利用检索工具进行查找。

特点：查全率、查准率均较高，最为常用。

1. 顺查法

方法：以课题起始年代为起点，顺时间由远而近，查至现在。

特点：查全率高，查得文献系统全面，但费时费力。

适用：全面了解某学科或课题的来龙去脉，掌握系统资料。

2. 倒查法

方法：以现在为起点，逆时间由近及远，朝前查 2~3 年。

特点：省时、新颖，但查全率不高。

适用：查新课题、新动向、新成就、新资料。

3. 抽查法

方法：根据学科或课题的发展特点，抓住发展高峰期，逐年查找。

特点：费时少、效率高，以较少时间可获得较多具有代表性的文献。

适用：掌握学科或课题发展背景和特点。

（三）综合法（交替法、分段法、循环法）

方法：工具法与追溯法交替使用进行查找。

特点：在检索工具不全时，也可检索到较全的资料。

适用：检索工具不全的情况。

（四）浏览法

方法：经常浏览本专业的最新期刊（最好是核心期刊）。

特点：最新颖，可消除以上三种方法查得文献的时差。

适用：希望得到最新信息、最新研究动态、发展方向。

二、检索步骤

（一）分析课题，明确检索要求

明确检索要达到的目的，确定学科范围、文献类型、回溯年代、语种范围、输出方式、完成日期等

（二）选择检索方法

结合课题要求、检索工具的情况来决定：
(1) 要求资料全面系统，检索工具又全→顺查法。
(2) 要求资料新，不求全→倒查法、浏览法。
(3) 掌握学科、课题发展的特点→抽查法。
(4) 要求资料全面、系统，但检索工具不全→综合法。
(5) 无检索工具→追溯法。

（三）确定检索工具

确定检索工具（系统）需要考虑检索方式、学科特点、语言范围、检索途径、时间范围、权威质量等。

（四）确定检索途径、检索语言（标识）、编写检索提问式

(1) 分类途径：族性检索，从学科的角度，可找到某学科各方面的文献。
(2) 分类语言：找准最对口、最适合范围的分类号。
(3) 主题途径：特性检索，专指性强，可检索到某一主题概念分散在各学科的文献。
(4) 主题语言：多元、交叉概念的课题较适合主题语言，优先选用词表中的规范化主题词，若使用关键词，注意同义词、近义词、相关词的选用。
(5) 著者途径：研究本学科专家学者的观点、研究动态、研究方向。
(6) 著者语言：注意西方作者姓名的处理。
(7) 编写检索提问表达式：要正确使用布尔逻辑运算符、字段限制符、位置运算符、截词符，并注意它们的运算顺序。

（五）使用检索工具，查出文献信息线索

(1) 准确抄录、下载。
(2) 注意缩写刊名还原。

（六）整理检索结果，调整检索策略

核对检索结果，删除无关文献，如检索结果不满意，则要调整检索策略：
(1) 检查原确定的检索方法、检索工具、检索途径是否对口，是否符合课题的

要求。

　　（2）修改检索提问表达式。

（七）根据文献线索，获取原文

　　（1）利用本馆目录，借阅有关文献，进行复制。
　　（2）利用联合目录，向兄弟馆要求复制。
　　（3）使用全文数据库，获取原文。
　　（4）网上付费或免费获取。
　　（5）向作者索取。

第八节　信息检索效果评价

　　信息检索效果的评价有两个重要评价标准，即查全率与查准率。

一、查全率和查准率的概念

（一）查全率

　　查全率（recall ratio）是指系统在进行检索时，检出的相关文献量与系统文献库中相关文献总量的比率。它反映该系统文献库中实有的文献量在多大程度上被检索了出来。

$$查全率 = \frac{检出的相关文献量}{文献库内相关文献总量} \times 100\%$$

（二）查准率

　　查准率（precision ratio）是指在进行某一检索时，检出的相关文献量与检出文献总量的比率。它反映每次从该系统文献库实际检出的全部文献中有多少是相关的。

$$查准率 = \frac{检出的相关文献量}{检出文献总量} \times 100\%$$

三、影响检索效果的因素

　　查全率和查准率是评价检索效果的两项重要指标，直接受检索系统和检索技术两方面因素的影响。

四、提高检索效果的方法

　　（1）促进信息资源的开发与利用。
　　（2）提高检索人员素质。

（3）进行有效的用户管理。

（4）优选检索工具和数据库。

（5）优化检索策略与步骤。

（6）调整检索方案。

（7）精选检索词。

（8）巧构检索提问式。

（9）熟悉检索代码与符号。

（10）鉴别检索结果。

【强化训练】

一、单项选择题

1. 分类途径是按照文献信息所属的_____，利用分类号进行检索的途径。

A. 所包含的主题概念   B. 学科门类

C. 作者   D. 所需要文献类型

2. 广义的信息检索包含两个过程_____。

A. 检索与利用   B. 存储与检索

C. 存储与利用   D. 检索与报道

3. 属于内部特征的检索语言是_____。

A. 著者   B. 题名   C. 关键词   D. 序号

4. 如要从学科分类的角度进行课题检索，则应选择_____。

A. 主题检索途径   B. 著者检索途径

C. 分类检索途径   D. 代码检索途径

5. 分类检索的检索标识是以下哪项？_____

A. 类目   B. 分类表   C. 上、下位类   D. 分类号

6. 为开展一项科研课题进行文献检索时，主题检索途径是从课题_____角度检索相关文献信息。

A. 所包含的主题概念   B. 所需的文献类型

C. 相关的作者   D. 所属的学科门类

7. 以作者姓名或机构名称为检索标识的检索途径是：_____

A. 题名检索途径   B. 分类检索途径

C. 主题检索途径   D. 著者检索途径

8. MeSH 词表中收录的词的类型不包括_____。

A. 主题词   B. 副主题词   C. 款目词   D. 关键词

9. 在《中国图书馆分类法》中，分类号为 R 的类目是_____。

A. 儿科学   B. 医药、卫生

C. 临床医学   D. 预防医学、卫生学

10. 在《中国图书馆分类法》中，分类号为 I 的类目是_____。

A. 军事   B. 医药、卫生   C. 文学   D. 农业科学

11. 在《中国图书馆分类法》中，共有_____个大类。

A. 20   B. 22   C. 24   D. 26

12. 下列说法中错误的是_____。

A. 信息检索系统是一种有关信息收集、存储和检索的服务工作系统

B. 信息检索系统可以分为手工检索系统和计算机检索系统

C. 手工检索系统与计算机检索系统不能并存，两者互不相容

D. 计算机检索系统是在手工检索系统的基础上随着计算机网络技术的进步发展起

来的

13. 逻辑加表示检索词之间概念的_____关系。

A. 并列　　　　　　　B. 交叉　　　　　　C. 包含　　　　　　D. 排斥

14. 逻辑非表示检索词之间概念的_____关系。

A. 并列　　　　　　　B. 交叉　　　　　　C. 包含　　　　　　D. 排斥

15. 逻辑乘表示检索词之间概念的_____关系。

A. 并列　　　　　　　B. 交叉　　　　　　C. 包含　　　　　　D. 排斥

16. 进行精确字段检索，检索式为_____。

A. 检索词=字段代码　　　　　　　B. 检索词 in 字段代码

C. 字段代码=检索词　　　　　　　D. 字段代码 in 检索词

17. 索引和文摘型的检索工具的作用是供查找_____线索。

A. 期刊　　　　　　　　　　　　　B. 图书

C. 书刊资料中的文章　　　　　　　D. 报纸

18. 限定所输入的两个以上单词为词组时，可用_____将其括起来。否则，系统
会将其分割后，按逻辑或关系运算。

A. （　）　　　　　　B. " "　　　　　　C. 〔　〕　　　　　D. ＜　＞

19. 逻辑非是表达_____关系的一种组配，可用于_____检索范围。

A. 交叉　扩大　　　　　　　　　　B. 并列　缩小

C. 排除　扩大　　　　　　　　　　D. 排斥　缩小

20. 若想让 produce、product、production、productivity 出现在检索结果中，应使
用_____。

A. 布尔逻辑符　　　　　　　　　　B. 字段限定检索

C. 位置限定符　　　　　　　　　　D. 截词符

21. _____是用词的一个局部进行检索，并认为凡满足这个词局部中的所有字符
（串）的文献，都为命中的文献。

A. 位置限定检索　　　　　　　　　B. 字段限定检索

C. 词组检索　　　　　　　　　　　D. 截词检索

22. 逻辑加是表达_____关系的一种组配，可用于_____检索范围。

A. 交叉　扩大　　　　　　　　　　B. 并列　缩小

C. 并列　扩大　　　　　　　　　　D. 排除　缩小

23. _____是构成数据库的基本信息单元。

A. 顺排文档　　　　B. 倒排文档　　　　C. 记录　　　　　D. 字段

24. 文摘型检索工具的检索对象可以是_____。

A. 报纸　　　　　　B. 专著　　　　　　C. 期刊　　　　　D. 图书

25. 在含有不同逻辑运算符的复杂组配中，逻辑运算的先后顺序是：_____

A. （　）＞NOT＞OR＞AND

B. （　）＞NOT＞AND＞OR

C. NOT＞OR＞AND＞（　）

D. NOT＞AND＞OR＞（ ）

26. 生物医学文献数据库（CBM）主题检索中使用的"加权检索"表示＿＿＿＿＿＿＿＿。

A. 对主要概念主题词和非主要概念主题词均进行检索

B. 仅对非主要概念主题词进行检索

C. 对当前主题词及其所有下位主题词均进行检索

D. 仅对主要概念主题词进行检索

27. CBM 分类检索中使用的"扩展检索"是指：＿＿＿＿＿＿＿＿。

A. 仅对当前类目进行检索

B. 对当前类目及其所有上位类均进行检索

C. 对当前类目及其所有下位类均进行检索

D. 仅对某一下位类进行检索

28. 出现检索结果过多的情况，原因可能是＿＿＿＿＿＿＿＿。

A. 使用了精确检索   B. 使用了词组检索

C. 使用了加权检索   D. 使用了扩展检索

29. 检索词后用截词符、多用几种检索系统进行检索，分别可以起到＿＿＿＿＿＿＿＿、＿＿＿＿＿＿＿＿检索范围的作用。

A. 扩大、缩小   B. 缩小、扩大

C. 扩大、扩大   D. 缩小、缩小

30. 索引型检索工具和目录型检索工具的著录内容分别是＿＿＿＿＿＿＿＿和＿＿＿＿＿＿＿＿。

A. 单篇文献、单篇文献   B. 完整出版物、完整出版物

C. 单篇文献、完整出版物   D. 完整出版物、单篇文献

31. 逻辑乘是表达概念＿＿＿＿＿＿＿＿关系的一种组配，可用于＿＿＿＿＿＿＿＿检索范围。

A. 交叉　扩大   B. 并列　扩大

C. 交叉　缩小   D. 排斥　缩小

32. 在计算机信息检索中，将所输入的 2 个以上单词用引号括起来时，表示这些单词是当作＿＿＿＿＿＿＿＿来检索。

A. 字段   B. 子字段

C. 一个固定短语（词组）   D. 关键词

二、多项选择题

1. 事实检索和数据检索主要使用＿＿＿＿＿＿＿＿来完成。

A. 百科全书、年鉴、手册   B. 索引

C. 文摘   D. 词典、指南、名录、图谱

2. 使用参考工具书作为检索工具的信息检索类型是＿＿＿＿＿＿＿＿。

A. 文献检索   B. 事实检索   C. 数据检索   D. 分类检索

3. 数据库按其存储信息的内容可分为＿＿＿＿＿＿＿＿。

A. 数据型   B. 文献型   C. 多媒体型   D. 事实型

4. 当检出的文献量过多，其中一部分文献并非真正需要时，可以尝试以下方法缩

小检索范围_____。

A. 增加用 AND 连接的检索词

B. 减少用 OR 连接的检索词

C. 在原有副主题词的基础上，增加其他副主题词来检索

D. 选用下位主题词检索

5. 数据库的结构由_____构成。

A. 文档　　　　　　B. 字段　　　　　　C. 文献　　　　　　D. 记录

6. 当检出的文献量小于期望时，可以尝试以下方法扩大检索范围_____。

A. 删除某些用 AND 连接的次要的检索词

B. 增加用 OR 连接的检索词

C. 检索词后用截词符

D. 使用扩展检索

7. 有关布尔逻辑检索的描述，正确的是_____。

A. 布尔逻辑运算符包括 AND、OR、NOT

B. 增加由 NOT 连接的检索词，检索范围将扩大

C. 增加由 AND 连接的检索词，检索范围将缩小

D. 在含有多种布尔逻辑运算符的复杂组配中，逻辑运算的先后顺序是（ ）＞NOT＞AND＞OR

8. 对于检索结果过少的情况，原因可能是_____。

A. 使用了智能检索　　　　　　　　B. 使用了词组检索

C. 使用了加权检索　　　　　　　　D. 使用了扩展检索

9. 信息检索工具按载体形式划分包括_____。

A. 索引型　　　　B. 机读型　　　　C. 手工型　　　　D. 网络型

10. 使用_____，可以增加检出的结果。

A. 截词符　　　　B. 位置运算符　　　　C. 逻辑乘　　　　D. 逻辑或

11. 目前常用的信息检索工具包括_____。

A. 手工型检索工具　　　　　　　　B. 卡片式检索工具

C. 机读型检索工具　　　　　　　　D. 网络型检索工具

12. 信息检索工具按著录内容划分可分为_____。

A. 目录型检索工具　　　　　　　　B. 数据型检索工具

C. 索引/文摘型检索工具　　　　　　D. 全文型检索工具

13. 以下有关布尔逻辑检索的描述，正确的是_____。

A. 逻辑非表达的是检索词之间的排斥关系，用于剔除不需要的概念

B. 增加由 AND 连接的检索词，检索范围将缩小

C. 增加由 OR 连接的检索词，检索范围将缩小

D. 增加由 NOT 连接的检索词，检索范围将缩小

14. 字段限制符包括_____。

A. 精确限制符"＝"　　　　　　　　B. 精确限制符"in"

C. 模糊限制符"="　　　　　　　　D. 模糊限制符"in"

15. 根据存储信息的内容不同，可将数据库分为_____。

A. 文献型数据库、事实性数据库　　B. 索引数据库、全文数据库

C. 题录数据库、文摘数据库　　　　D. 数值型数据库、多媒体型数据库

三、填空题

1. 表达信息外表特征的语言有_____、_____ 和_____；表达信息内容特征的语言有_____、_____ 和_____。

2. 信息检索根据检索目的和检索对象的不同，可以分为_____、_____ 和_____三种类型。

3. 根据《中国图书馆分类法》的分类体系，要在图书馆查找医药、卫生类的书籍，应在_____类查找。

4. _____又称"款目词"，不属于医学主题词表中规范化的主题词，但是跟主题词有同义关系、等同关系，是主题词的同义词、学名或俗称、旧称或新称。

5. _____是规范化的、用以描述文献主题（内容特征）的有检索意义的词或词组。

6. 检索工具按载体形式划分，可分为_____、_____、_____；按著录内容划分，可分为_____、_____、_____。

7. 在计算机信息检索中，将所输入的 2 个以上单词用引号""括起来时，表示这些单词是当作_____来检索。

8. 字段限制符有_____，_____两种。

9. 检索提问表达式＝ _____＋_____。

10. 检索提问表达式应由表达具体检索内容的_____和表示检索内容之间的关系的_____两个部分构成。

11. 计算机检索的三个基本逻辑运算符按照其运算优先级别由高到低应排为_____、_____、_____。

12. 数据库的结构包括_____、_____和_____。其中，构成数据库的基本信息单元是_____。

四、名词解释

1. 信息检索

2. 事实检索

3. 信息检索工具

五、判断题

1. 信息检索是用户查询和获取信息的主要方式，是查找信息的方法和手段。

（　　）

2. 分类语言从检索功能上来说侧重于族性检索。　　　　　　（　　）

3. 信息检索工具按载体形式划分，可以分为手工检索工具、机读型检索工具和网络型检索工具。　　　　　　　　　　　　　　　　　　　　　　（　　）

4. 逻辑加是表达概念限定关系的一种组配。　　　　　　　　（　　）

5. CBM 主题检索中使用的"加权检索"表示仅对非主要概念主题词进行检索。

（　　）

6. 使用截词符可以增加检索出的文献量。　　　　　　　　　（　　）

7. 当检出的文献量过多，其中一部分文献并非真正需要时，可以对文献类型、语种、年份等进行限定检索，从而缩小检索范围。　　　　　　　　（　　）

8. 数据库是一部分记录有序的集合。　　　　　　　　　　　（　　）

9. 布尔逻辑运算符＋主题词＝检索提问表达式 。　　　　　　（　　）

10. 在数据库中检索时，几乎所有的记录都可以作为检索的途径。（　　）

11. 索引是以一种完整出版物为著录报道对象的检索工具。　　（　　）

六、简答题

1. 什么是信息检索？信息检索根据检索目的和对象划分，可分为哪几种？各种检索的对象是什么？各用什么工具来完成？

2. 什么是信息检索工具，信息检索工具的分类及类型有哪些？请说明其划分依据。

3. 简述数据库的定义、结构及各构成部分的意义。

4. 若检索结果反馈文献太少，应该如何调整检索策略？

第三章 中文生物医学文献检索系统

【学习目标】

一、知识目标

掌握：中国生物医学文献数据库（CBM）的检索途径和方法；中国知网检索方法和全文下载方法；维普期刊资源整合服务平台的检索方法及全文获取方法；万方数据知识服务平台的检索方法及全文获取的方法；国家科技图书文献中心主要检索途径、方法，获取原文的方法。

了解：CBM收录的学科范围、时间范围和文献类型；中国知识基础设施工程（CNKI）的起源及其资源概况；CAJ阅读器（CAJ Viewer）的用法；维普期刊资源整合服务平台及其资源概况；万方数据知识服务平台资源概况；国家科技图书文献中心收录资源的类型与学科范围。

二、技能目标

（1）学生能够在学习完本章节内容后，通过CBM、CNKI、维普等检索系统搜索到所需资料。

（2）学生能根据教师示范及要求按步骤有目的地搜索所需的资料。

（3）学生能够根据自己的需求和需要查找资料，独立完成整个系统检索步骤，并能将检索到的内容合理合法有效地利用。

（4）学生能够利用万方数据知识服务平台检索到自己需要的文献资料。

（5）学生能根据检索结果进行检索策略的调整。

（6）学生能够利用国家科技图书文献中心资源服务于日常学习和科研。

三、教育目标

坚持知识传授与价值引领相结合，运用可以培养大学生理想信念、价值取向、政治信仰、社会责任的题材与内容，全面提高大学生缘事析理、明辨是非的能力，让学生成为德才兼备、全面发展的人才，并在自主学习、终身学习、探索新知识等领域有独立工作的能力，成为从事科研、教学和实际工作的高层次、专门人才。

【主要知识框架】

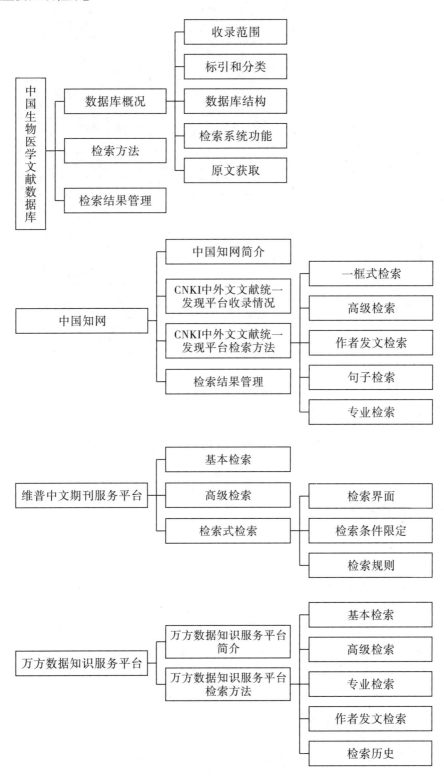

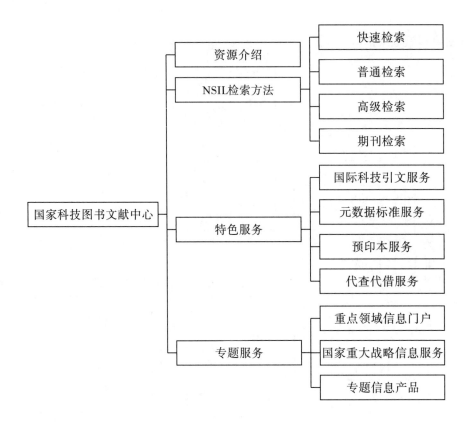

【重点内容】

第一节　中国生物医学文献数据库

一、数据库概况

（一）收录范围

中国生物医学文献数据库（China Biology Medicine，CBM）收录 1978 年至今国内出版的生物医学学术期刊 2900 余种，其中 2019 年在版期刊 1890 余种，文献题录总量 1080 余万篇。全部题录均进行主题标引、分类标引，同时对作者、作者机构、发表期刊、所涉基金等规范化加工处理。2019 年起，新增标识 2015 年以来发表文献的通讯作者，全面整合中文数字对象唯一标识符（DOI）链接信息，以更好地支持文献发现与全文在线获取。

（二）标引和分类检索

CBM 检索系统分类和标引依据北京图书馆出版社出版的《中国图书馆分类法·医学专业分类表》。

（三）数据库结构

CBM 的记录包括 30 多个可检索字段，教材《医学信息检索与利用（案例版）》（科学出版社，2019）表 3-1 列举了 CBM 检索系统中的主要字段及其代码。

（四）检索系统功能

CBM 建有主题词表、分类表、期刊表、作者索引表等多种词表，支持多种功能的检索。

（五）原文获取

CBM 数据库与维普全文数据库合作，实现全文的在线链接，可直接下载全文。

二、检索方法

（1）特色检索功能：智能检索、限定检索、二次检索、结果分析、链接检索、基本检索、缺省检索、全部字段检索、特定字段检索、主题检索。

（2）主题途径检索步骤：注意加权检索和扩展检索的使用方法和适用范围。

（3）加权检索：仅对主要概念主题词进行检索。

（4）扩展检索：指对当前主题词及其所有下位主题词进行检索。

（5）主题词注释及树状结构表：树状结构表可参照教材。

（6）分类检索：即从文献所属学科分类的角度进行检索，具有族性检索功能。

（7）期刊检索。

（8）作者检索。

（9）检索历史：检索历史中保存了所有执行过的检索记录，包括命中文献数、检索式、检索时间等，可在检索历史中进行布尔逻辑运算，以获得最理想的检索结果。

三、检索结果管理

（1）检索结果分析：从不同角度对检出的文献进行分析，以了解该领域的主要研究人员、领域研究热点、领域学科发展轨迹和趋势等信息。

（2）我的空间：CBM 为每一位检索者提供了独立个人空间，保存有价值的检索策略，跟踪领域最新发展，存储检索者感兴趣的检索结果。

（3）结果显示：在检索完成后，系统直接显示检索出的文献，仅显示文献的题录信息，可根据需要在"显示格式"后选择"题录""文摘"或"详细"格式显示 CBM 的所有字段信息。

（4）检索结果输出：CBM 有"打印""保存"和"E-mail"三种检索结果输出方式。

第二节　中国知网

一、中国知网简介

中国知识基础设施工程（China National Knowledge Infrastructure，CNKI）是以实现全社会知识资源传播共享与增值利用为目标的国家信息化重点工程，由清华大学、清华同方联合创办，始建于 1999 年 6 月。经过多年努力，CNKI 已成为世界上全文信息量规模最大的数字图书馆，并在此基础上建设了《中国知识资源总库》及 CNKI 中外文文献统一发现平台（http://www.cnki.net/）。

二、CNKI 中外文文献统一发现平台收录情况

CNKI 中外文文献统一发现平台，也称全球学术快报 2.0，深度整合海量的中外文文献，包括 90% 以上的中国知识资源，如：期刊、学位论文、会议论文、报纸、年鉴、专利、标准、成果、图书、古籍、法律法规、政府文件、企业标准、科技报告、政府采购等资源类型。

三、CNKI 中外文文献统一发现平台检索方法

（一）一框式检索

1. 一框式检索特点

将检索功能浓缩至一框中，根据不同检索项的需求特点采用不同的检索机制和匹配方式，体现智能检索优势，操作便捷，检索结果兼顾查全和查准。

2. 操作方式

在平台首页选择检索范围，下拉选择检索项，在检索框内输入检索词，点击检索按钮或键盘回车，执行检索。

3. 检索项

总库提供的检索项有：主题、篇关摘、关键词、篇名、全文、作者、第一作者、通讯作者、作者单位、基金、摘要、小标题、参考文献、分类号、文献来源、数字对象标识符（DOI）。

（1）主题检索。

主题检索是在中国知网标引出来的主题字段中进行检索，该字段内容包含一篇文章的所有主题特征，同时在检索过程中嵌入了专业词典、主题词表、中英对照词典、停用词表等工具，并采用关键词截断算法，将低相关或微相关文献进行截断。

（2）篇关摘检索。

篇关摘检索是指在篇名、关键词、摘要范围内进行检索，具体参见篇名检索、关键

词检索、摘要检索。

（3）关键词检索。

关键词检索的范围包括文献原文给出的中、英文关键词，以及对文献进行分析计算后机器标引出的关键词。机器标引的关键词基于对全文内容的分析，结合专业词典，解决了文献作者给出的关键词不够全面准确的问题。

（4）篇名检索。

期刊、会议、学位论文、辑刊的篇名为文章的中、英文标题。报纸文献的篇名包括引题、正标题、副标题。年鉴的篇名为条目题名。专利的篇名为专利名称。标准的篇名为中、英文标准名称。成果的篇名为成果名称。古籍的篇名为卷名。

（5）全文检索。

全文检索指在文献的全部文字范围内进行检索，包括文献篇名、关键词、摘要、正文、参考文献等。

（6）作者检索。

期刊、报纸、会议、学位论文、年鉴、辑刊的作者为文章中、英文作者。专利的作者为发明人。标准的作者为起草人或主要起草人。成果的作者为成果完成人。古籍的作者为整书著者。

（7）第一作者检索。

只有一位作者时，该作者即为第一作者。有多位作者时，将排在第一个的作者认定为文献的第一责任人。

（8）通讯作者检索。

目前期刊文献对原文的通讯作者进行了标引，可以按通讯作者查找期刊文献。通讯作者指课题的总负责人，也是文章和研究材料的联系人。

（9）作者单位检索。

期刊、报纸、会议、辑刊的作者单位为原文给出的作者所在机构的名称。学位论文的作者单位包括作者的学位授予单位及原文给出的作者任职单位。年鉴的作者单位包括条目作者单位和主编单位。专利的作者单位为专利申请机构。标准的作者单位为标准发布单位。成果的作者单位为成果第一完成单位。

（10）基金检索。

根据基金名称，可检索受到此基金资助的文献。支持基金检索的资源类型包括：期刊、会议、学位论文、辑刊。

（11）摘要检索。

期刊、会议、学位论文、专利、辑刊的摘要为原文的中、英文摘要，原文未明确给出摘要的，提取正文内容的一部分作为摘要。标准的摘要为标准范围。成果的摘要为成果简介。

（12）小标题检索。

期刊、报纸、会议的小标题为原文的各级标题名称，学位论文的小标题为原文的中英文目录，中文图书的小标题为原书的目录。

（13）参考文献检索。

检索参考文献里含检索词的文献。支持参考文献检索的资源类型包括：期刊、会议、学位论文、年鉴、辑刊。

（14）分类号检索。

通过分类号检索，可以查找到同一类别的所有文献。期刊、报纸、会议、学位论文、年鉴、标准、成果、辑刊的分类号指中图分类号。专利的分类号指专利分类号。

（15）文献来源检索。

文献来源指文献出处。期刊、辑刊、报纸、会议、年鉴的文献来源为文献所在的刊物。学位论文的文献来源为相应的学位授予单位。专利的文献来源为专利权利人/申请人。标准的文献来源为发布单位。成果的文献来源为成果评价单位。

（16）DOI 检索。

输入 DOI 号检索期刊、学位论文、会议、报纸、年鉴、图书。国内的期刊、学位论文、会议、报纸、年鉴只支持检索在知网注册 DOI 的文献。

4. 检索推荐/引导功能

平台提供检索时的智能推荐和引导功能，根据输入的检索词自动提示，检索者可根据提示进行选择，更便捷地得到精准结果。

使用推荐或引导功能后，不支持在检索框内进行修改，修改后可能得到错误结果或得不到检索结果。

（1）主题词智能提示。

输入检索词，自动进行检索词补全提示。适用字段：主题、篇名、关键词、摘要、全文。

（2）作者引导。

输入检索词，进行检索引导，可根据需要进行勾选，精准定位所要查找的作者。某作者同时有多个单位，或需检索某作者在原单位与现单位所有发文的，则在引导列表中勾选多个单位。若两个作者的一级机构相同，二级机构不同，通过勾选相应的二级机构，可精准定位。

（3）基金引导。

输入检索词，下拉列表显示包含检索词的规范基金名称，勾选后用规范的基金代码进行检索，精准定位。

（4）文献来源引导。

输入检索词，下拉列表显示包含检索词的规范后的来源名称，勾选后用来源代码进行检索，精准定位。有文献来源引导功能的资源类型包括：期刊、报纸、学位论文、年鉴、辑刊。

5. 匹配方式

一框式检索根据检索项的特点，采用不同的匹配方式。

相关度匹配。采用相关度匹配的检索项为主题、篇关摘、篇名、全文、摘要、小标题、参考文献、文献来源。根据检索词在该字段的匹配度，得到相关度高的结果。

精确匹配。采用精确匹配的检索项为关键词、作者、第一作者、通讯作者。

模糊匹配。采用模糊匹配的检索项为作者单位、基金、分类号、DOI。

6. 同字段组合运算

支持运算符 ∗ 、＋、－、、""、（）进行同一检索项内多个检索词的组合运算，检索框内输入的内容不得超过 120 个字符。

输入运算符 ∗ （与）、＋（或）、－（非）时，前后要空一个字节，优先级需用英文半角括号确定。

若检索词本身含空格或 ∗ 、＋、－、（）、/、‰、＝等特殊符号，进行多词组合运算时，为避免歧义，须将检索词用英文半角单引号或英文半角双引号引起来。

7. 结果中检索

结果中检索是在上一次检索结果的范围内按新输入的检索条件进行检索。

输入检索词，点击"结果中检索"，执行后在检索结果区上方显示检索条件。

（二）高级检索

1. 高级检索入口

在首页点击"高级检索"进入高级检索页，或在一框式检索结果页点击"高级检索"进入高级检索页。

高级检索页点击标签可切换至高级检索、专业检索、作者发文检索、句子检索。

2. 高级检索的特点

高级检索支持多字段逻辑组合，并可通过选择精确或模糊的匹配方式、检索控制等方法完成较复杂的检索，得到符合需求的检索结果。

多字段组合检索的运算优先级，按从上到下的顺序依次进行。

3. 检索区

检索区主要分为两部分，上半部分为检索条件输入区，下半部分为检索控制区。

（1）检索条件输入区。

默认显示主题、作者、文献来源三个检索框，可自由选择检索项、检索项间的逻辑关系、检索词匹配方式等。

点击检索框后的"＋"或"－"按钮可添加或删除检索项，最多支持 10 个检索项的组合检索。

（2）检索控制区。

检索控制区的主要作用是通过条件筛选、时间选择等，对检索结果进行范围控制。

控制条件包括：出版模式、基金文献、时间范围、检索扩展。

检索时默认进行中英文扩展，如果不需要中英文扩展，则手动取消勾选。

4. 检索项

检索项包括：主题、篇关摘、关键词、篇名、全文、作者、第一作者、通讯作者、作者单位、基金、摘要、小标题、参考文献、分类号、文献来源、DOI。

5. 切库区

高级检索页面下方为切库区，点击库名，可切至某单库进行高级检索。

6. 文献导航

文献分类导航默认为收起状态，点击展开后勾选所需类别，可缩小和明确文献检索的类别范围。总库高级检索提供 168 专题导航，是知网基于中图分类而独创的学科分类体系。年鉴、标准、专利等除 168 导航外还提供单库检索所需的特色导航。

7. 检索推荐/引导功能

与一框式检索时的智能推荐和引导功能类似，主要区别是：高级检索的主题、篇名、关键词、摘要、全文等内容检索项推荐的是检索词的同义词、上下位词或相关词；高级检索的推荐引导功能在页面右侧显示。勾选后进行检索，检索结果为包含检索词或勾选词的全部文献。

8. 匹配方式

除主题只提供相关度匹配外，其他检索项均提供精确、模糊两种匹配方式。

篇关摘（篇名和摘要部分）、篇名、摘要、全文、小标题、参考文献的精确匹配，是指检索词作为一个整体在该检索项进行匹配，完整包含检索词的结果。模糊匹配，则是检索词进行分词后在该检索项的匹配结果。

篇关摘（关键词部分）、关键词、作者、机构、基金、分类号、文献来源、DOI 的精确匹配，是指关键词、作者、机构、基金、分类号、文献来源或 DOI 与检索词完全一致。模糊匹配，是指关键词、作者、机构、基金、分类号、文献来源或 DOI 包含检索词。

9. 词频选择

全文和摘要检索时，可选择词频，辅助优化检索结果。

选择词频数后进行检索，检索结果为在全文或摘要范围内，包含检索词，且检索词出现次数大于等于所选词频的文献。

10. 同字段组合运算

一框式检索、高级检索均支持同一检索项内输入 ＊、＋、－进行多个检索词的组合运算。

11. 结果中检索

高级检索支持结果中检索，执行后在检索结果区上方显示检索条件，与之前的检索条件间用"AND"连接。

12. 检索区的收起展开

高级检索执行检索后，检索区只显示第一行的检索框，缩减检索区空间，重点展示检索结果，点击展开按钮即显示完整检索区。

（三）作者发文检索

在高级检索页切换"作者发文检索"标签，可进行作者发文检索。作者发文检索通过输入作者姓名及其单位信息，检索某作者发表的文献，功能及操作与高级检索基本相同。

（四）句子检索

在高级检索页切换"句子检索"标签，可进行句子检索。句子检索是通过输入的两个检索词，在全文范围内查找同时包含这两个词的句子，找到有关事实的问题答案。句子检索不支持空检，同句、同段检索时必须输入两个检索词。

（五）专业检索

1. 专业检索概述

在高级检索页切换"专业检索"标签，可进行专业检索。专业检索用于图书情报专业人员查新、信息分析等工作，需使用运算符和检索词构造检索式进行检索。专业检索的一般流程：确定检索字段构造一般检索式，借助字段间关系运算符和检索值限定运算符可以构造复杂的检索式。

专业检索表达式的一般式：<字段><匹配运算符><检索值>

2. 检索字段

在文献总库中提供以下可检索字段：SU=主题，TI=题名，KY=关键词，AB=摘要，FT=全文，AU=作者，FI=第一责任人，RP=通讯作者，AF=机构，JN=文献来源，RF=参考文献，YE=年，FU=基金，CLC=分类号，SN=国际标准连续出版物号（ISSN），CN=统一刊号，IB=国际标准书号（ISBN），CF=被引频次。

3. 匹配运算符

匹配运算符见表3-1。

表3-1 匹配运算符

符号	功能	适用字段
=	= 'str' 表示检索与 str 相等的记录	KY、AU、FI、RP、JN、AF、FU、CLC、SN、CN、IB、CF
	= 'str' 表示包含完整 str 的记录	TI、AB、FT、RF
%	% 'str' 表示包含完整 str 的记录	KY、AU、FI、RP、JN、FU
	% 'str' 表示包含 str 及 str 分词的记录	TI、AB、FT、RF
	% 'str' 表示一致匹配或与前面部分串匹配的记录	CLC
%=	%= 'str' 表示相关匹配 str 的记录	SU
	%= 'str' 表示包含完整 str 的记录	CLC、ISSN、CN、IB

4. 比较运算符

比较运算符见表 3-2。

表 3-2　比较运算符

符号	功能	适用字段
BETWEEN	BETWEEN（'str1'，'str2'）表示匹配 str1 与 str2 之间的值	YE
>	大于	
<	小于	
>=	大于等于	YE、CF
<=	小于等于	

5. 逻辑运算符

适用于字段间的逻辑关系运算的逻辑运算符见表 3-3。

表 3-3　逻辑运算符

符号	功能
AND	逻辑"与"
OR	逻辑"或"
NOT	逻辑"非"

6. 复合运算符

复合运算符（表 3-4）主要用于检索关键字的复合表示，可以表达复杂、高效的检索语句。

表 3-4　复合运算符

符号	功能
*	'str1 * str2'：同时包含 str1 和 str2
+	'str1 + str2'：包含 str1 或包含 str2
－	'str1 －str2'：包含 str1 但不包含 str2

7. 位置描述符

位置描述符（表 3-5）适用于字段间的逻辑关系运算。

表 3-5　位置描述符

符号	功能	适用字段
♯	'STR1 ♯ STR2'：表示包含 STR1 和 STR2，且 STR1、STR2 在同一句中	
％	'STR1 ％ STR2'：表示包含 STR1 和 STR2，且 STR1 与 STR2 在同一句中，且 STR1 在 STR2 前面	
/NEAR N	'STR1 /NEAR N STR2'：表示包含 STR1 和 STR2，且 STR1 与 STR2 在同一句中，且间隔不超过 N 个字词	
/PREV N	'STR1 /PREV N STR2'：表示包含 STR1 和 STR2，且 STR1 与 STR2 在同一句中，STR1 在 STR2 前面不超过 N 个字词	
/AFT N	'STR1 /AFT N STR2'：表示包含 STR1 和 STR2，且 STR1 与 STR2 在同一句中，STR1 在 STR2 后面且超过 N 个字词	TI、AB、FT
$ N	'STR $ N'：表示所查关键词 STR 最少出现 N 次	
/SEN N	'STR1 /SEN N STR2'：表示包含 STR1 和 STR2，且 STR1 与 STR2 在同一段中，且这两个词所在句子的序号差不大于 N。	
/PRG N	'STR1 /PRG N STR2'：表示包含 STR1 和 STR2，且 STR1 与 STR2 相隔不超过 N 段	
$ N	'STR $ N'：表示所查关键词 STR 最少出现 N 次	

四、检索结果管理

（一）按资源类型查看文献

横向展示总库所覆盖的所有资源类型，总库检索后，各资源类型下显示符合检索条件的文献量，突显总库各资源的文献分布情况，可点击查看任一资源类型下的文献。

（二）按中文、外文筛选文献

点击"中文"或"外文"，查看检索结果中的中文文献或外文文献。点击"总库"回到中外文混检结果。

（三）单库检索

当选中某单库时，上文检索区为该单库的检索项。例如选中"学术期刊"，检索项为主题、期刊名称、DOI 等。

（四）检索条件显示

检索结果区左上方显示检索范围和检索条件，并提供查看检索历史、检索表达式的定制功能。

（五）主题定制

登录个人账号，点击"主题定制"，定制当前的检索表达式至"我的 CNKI"，可了解所关注领域的最新成果及进展。

（六）检索历史

点击"检索历史"，可查看检索历史，未登录个人账号的情况下可查看最近的 10 条记录。在检索历史页点击检索条件，直接查看检索结果。

（七）分组筛选功能

检索结果区左侧为分组筛选区，提供多层面的筛选角度，并支持多个条件的组合筛选，以快速、精准地从检索结果中筛选出所需的优质文献。

（八）横向资源类型与纵向分组筛选的配合使用

横向资源类型区与纵向分组筛选区形成知识服务矩阵，两者配合使用，可快速、有效地找到所需文章。

（九）发表年度趋势图

折线图下方输入起止年份，点击筛选按钮，则按所输入的年度范围筛选检索结果。

（十）排序

提供发表时间、相关度、被引、下载排序，可根据需要选择相应的排序方式。

（十一）显示条数

选择每页显示条数。

（十二）显示模式

检索结果的浏览模式可切换为详情模式或列表模式。

（十三）文献管理

在文献管理中心对选定的文献进行相关处理，包括导出文献、生成检索报告、可视化分析和在线阅读等功能。

（十四）相关搜索推荐

相关搜索，最多推荐 14 个与输入的检索词相关的主题词，点击主题词，则以该主题词为检索词执行主题检索。

第三节　维普中文期刊服务平台

一、基本检索

检索框中输入的所有字符均被视为检索词，不支持任何逻辑运算；如果输入逻辑运算符，将被视为检索词或停用词进行处理。

二、高级检索

（1）检索框中支持"并且"（AND/and/＊），"或者"（OR/or/＋），"非"（NOT/not/－）三种简单逻辑运算符。

（2）逻辑运算符 AND、OR、NOT，前后须空一格；逻辑运算符优先级为：NOT＞AND＞OR，且可通过英文半角括号进一步提高优先级。

（3）表达式中，检索内容包含 AND/and，NOT/not，OR/or，＊，－ 等运算符或特殊字符时，需加半角引号单独处理。如"multi－display""C＋＋"。

（4）精确检索在检索框后方选择"精确"选项。

三、检索式检索

（一）检索界面

可以在检索框中使用逻辑运算符对多个检索词进行组配检索。执行检索前，还可以选择时间、期刊来源、学科等检索条件对检索范围进行限定。每次调整检索策略并执行检索后，均会在检索区下方生成一个新的检索结果列表，可对多个检索策略的结果进行比对分析。

（二）检索条件限定

使用检索条件限定，可以进一步缩小检索范围，获得更符合需求的检索结果。可以根据需要，选择合适的时间范围、学科范围、期刊范围等限制条件。

（三）检索规则

1. 逻辑运算符

逻辑运算符书写规则：逻辑运算符 AND、OR、NOT 可兼容大小写，逻辑运算符优先级为：（）＞NOT＞AND＞OR；所有运算符号必须在英文半角状态下输入，前后须空一格；英文半角引号（""）表示精确检索，检索词不做分词处理，作为整个词组进行检索，以提高准确性。

2. 字段标识符

维普中文期刊服务平台检索支持使用字段标识符，常用字段标识符如表 3-6 所示。

表 3-6 常用字段标识符

符号	字段	符号	字段
U	任意字段	S	机构
M	题名或关键词	J	刊名
K	关键词	F	第一作者
A	作者	T	题名
C	分类号	R	摘要

书写规则：字段标识符必须为大写字母，每种检索字段前，都须带有字段标识符，相同字段检索词可共用字段标识符。例：K=CAD+CAM。

第四节　万方数据知识服务平台

一、万方数据知识服务平台简介

万方数据知识服务平台（http://www.wanfangdata.com.cn）是万方数据股份有限公司在万方数据资源系统的基础上研制开发的综合信息服务系统。该平台整合数亿条全球优质数据资源，包括：中国学术期刊数据库（CSPD）、中国学位论文数据库（CDDB）、中国学术会议文献数据库（CCPD）、中外标准数据库（WFSD）、中外专利数据库（WFPD）、中国科技成果数据库（CSTAD）、中国特种图书数据库（CSBD）、中国地方志数据库（CLGD）、中国法律法规数据库（CLRD）、中国机构数据库（CEOD）、中国专家数据库（CESD）、外文文献数据库（NSTL）、中外科技报告数据库（NSTL）、中国学者博文索引库（WFBID）、OA 论文索引库（OAPID）等子库。

二、万方数据知识服务平台检索方法

（一）基本检索

基本检索采用先进的检索算法，实现多种资源类型、多种来源的一站式检索和发现。默认在期刊、学位、会议、专利、科技报告、科技成果、标准、法律法规、地方志、视频中直接跨库检索。

1. 普通检索

基本检索提供全部资源的统一检索和单独资源的检索，每种检索字段不同，其中，全部资源的检索字段为题名、关键词、摘要、作者和作者单位。用户也可以选择在特定的字段中检索或者直接进行检索。

2. 实体识别

万方数据知识服务平台 V2.0 可对用户输入的检索词进行识别。当用户输入检索词为人名、期刊名和机构名称时，系统会提示用户查看相应的文献。

3. 特殊检索

除了限定字段或者直接输入检索词进行检索外，平台还支持精确检索、逻辑表达式及括号的限定检索。用户可以输入英文的双引号进行精确检索。

万方数据知识服务平台支持的运算符如表 3-7 所示。

表 3-7　万方数据知识服务平台支持的运算符及检索含义

运算符	检索含义	举例
AND/and	逻辑与运算 同时出现在文献中	题名：（信息管理）and 作者单位：（昆明医科大学）
OR/or	逻辑或运算 其中一个出现在文献中	题名：（信息管理）or 摘要：（昆明医科大学）
NOT/not	逻辑非运算 后面所跟的词不出现在文献中	题名：（信息管理 or 信息分析）not 昆明医科大学
""	精确匹配 引号中词作为整体进行查询	刊名：（"情报学报"）
()	限定检索顺序 括号中检索式作为一个子查询	（题名：（信息管理研究）or 摘要：（信息分析））not 题名：（图书馆）

注：逻辑运算符优先级为 not>and>or，系统按照优先级顺序执行，如果需要有先后顺序，可以使用括号。

4. 分类检索

万方数据知识服务平台除了特定检索词的检索外，还提供分类号的检索，主要支持的资源是学位论文的学科分类号、专利的分类号、标准分类号的检索。

5. 检索词扩展

基本检索在检索结果页面为用户提供检索词扩展、检索结果分析等功能，帮助用户发现知识、了解学术主题的研究趋势。

（1）智能扩展。

从学科范畴、同义词、上位术语、下位术语、优选术语等维度出发，以可视化方式直观展示检索词的知识关系。范畴指检索词所属的学科或领域，同义词指与检索词意义相同的一组词语，上位术语指概念上外延更广的词，下位术语指概念上内涵更窄的词，优选术语指概念优先选择的术语。帮助用户获取检索词的规范术语、英文术语，扩展用户的检索主题。

（2）研究趋势。

针对用户的检索词，提供中外文文献的多维度的检索结果分析，帮助用户从中洞察主题发展动态。用户单击研究趋势，可以查看对检索结果的年份、机构、主题、作者等多维度分析。

（3）相关热词。

万方智搜采用关联分析算法、聚类等算法，为用户推荐与研究主题相关联的热词，点击相关热词即可一键检索。

（二）高级检索

高级检索支持多个检索类型、多个检索字段和条件之间的逻辑组配检索，方便用户构建复杂检索表达式。

高级检索具备智能检索的功能，智能检索包括中英文扩展和主题词扩展。中英文扩展指的是对检索词进行中文英文的扩展检索，扩大检索范围；主题词扩展指从所属范畴、同义词、上下位词、优选术语等维度出发。范畴指检索词所属的学科或领域，同义词指与检索词意义相同的一组词语，上位术语指概念上外延更广的词，下位术语指概念上内涵更窄的词，优选术语指概念优先选择的术语。用户可以根据检索需求自行进行勾选。

万方数据知识服务平台 V2.0 支持的常用检索字段如表 3-8 所示。

表 3-8 万方数据知识服务平台 V2.0 支持的常用检索字段

资源对应	常用字段名称
常用	全部、主题、题名或关键词、题名、关键词、作者、第一作者、作者单位、摘要、DOI
期刊论文	刊名、题名、作者、基金、中图分类号、关键词、摘要等
学位论文	专业、作者、学位授予单位、导师、题名、关键词、摘要、中图分类号等
会议论文	会议名称、主办单位、作者、作者单位、关键词、摘要等
专利	申请号/专利号、申请人/专利权人、公开号/公告号、主分类号、分类号、题名、摘要等
中外标准	题名、关键词、标准编号、发布单位等
科技成果	成果名称、成果水平、成果密级、完成单位、行业、鉴定时间、申报单位、获奖情况等
科技报告	计划名称、项目名称、题名、作者、摘要等
法律法规	标题、发文文号、效力级别、颁布部门、终审法院、内容分类、行业分类等
新方志	正文、题名、编纂人员、编纂单位

（三）专业检索

专业检索即检索式检索，需要用户自己输入检索提问表达式，并且确保所输入的检索式语法正确，这样才能检索到想要的结果。专业检索常用检索字段包括主题、题名、第一作者、作者单位、作者、关键词、摘要、基金、DOI 等。

（四）作者发文检索

作者发文检索功能通过人名实体识别，可帮助用户便捷获取某单位或学者的发文成果。用户输入作者和作者单位即可进行检索，支持"期刊论文""学位论文""会议论文""专利""科技报告"等 5 种资源检索。

（五）检索历史

在高级检索页面和基本检索页面中均有【检索历史】按钮，用户点击可查看检索历史。用户登录个人账号时，系统会保留检索记录 30 天，通过勾选相关检索历史，可以对检索历史进行【导出】和【订阅】的操作。

第五节　国家科技图书文献中心

一、资源介绍

国家科技图书文献中心（National Science and Technology Library，NSTL，http：//www. nstl. gov. cn/）是经国务院批准成立的一个基于网络的公益性科技信息资源服务机构。其作为我国外文科技信息资源保障主体，是我国最大的科技文献信息保障和服务机构。

NSTL 采购和收集的文献信息资源覆盖理、工、农、医各学科门类，绝大部分以文摘的方式或者以其他方式在 NSTL 网络服务系统上加以报道，供用户通过检索或浏览的方式获取文献线索，进而获取文献全文加以利用。

二、NSTL 检索方法

（一）快速检索

在首页检索框中既可以输入单个词语也可以输入检索式。

（二）普通检索

在检索框中输入检索词或检索式，检索框之间的逻辑关系可选择"与""或""非"和"异或"，也可以直接填写逻辑运算符 AND、OR、NOT 构造检索式。

（三）高级检索

为专业检索人员或熟悉检索技术的人员执行更为复杂的检索提供的一种检索途径，可以使用字段限定符、布尔逻辑运算符和截词符。高级检索可对期刊、会议、学位论文、报告、专利、文集、图书、标准、计量规程进行检索。

（四）期刊检索

期刊资源包括中外文期刊和电子期刊，学科涵盖、基础科学、工程技术、农业科学、医学科学等领域的科技文献信息资源。点击检索界面上方的"期刊检索"按钮，即可进入期刊检索界面，用户可对"题名""出版者""主编""出版地""关键词""摘要"

"ISSN""EISSN"等 8 个字段进行检索，同时可对"语种""出版国""馆藏"及"出版年"进行限定。

三、特色服务

（一）国际科技引文服务

国际科学引文数据库（Database of International Science Citation，DISC）是国家科技图书文献中心历时三年投入建设的以科学引证关系为基础的外文文献数据服务系统。系统集成了 NSTL 外文期刊文献数据库和优选的理、工、农、医各学科领域的部分优秀外文期刊的引文数据，并揭示和计算了文献之间的相关关系和关系强度，为科研人员提供了检索发现世界上重要的科技文献、了解世界科学研究与发展脉络的强大工具。

（二）元数据标准服务

元数据登记系统（http：//spec. nstl. gov. cn/）对元数据规范、元素集、元素及属性进行发布、登记、管理和检索，支持开放环境中元数据规范的发现、识别、调用以及在此基础上的元数据映射、挖掘和复用。

（三）预印本服务

中国预印本服务系统是由中国科学技术信息研究所与 NSTL 联合建设的以提供预印本文献资源服务为主要目的的实时学术交流系统，是国家科学技术部科技条件基础平台面上项目的研究成果。

（四）代查代借服务

代查代借服务面向注册用户提供各类型文献全文的委托复制服务。

四、专题服务

（一）重点领域信息门户

重点领域信息门户（http：//portal. nstl. gov. cn/STMonitor/）是由 NSTL 组织建设的网络信息资源服务栏目之一。该门户是面向科学研究团队、科研管理工作者、情报服务人员等不同人群，可按领域专题定制的知识服务平台。

（二）国家重大战略信息服务

国家重大战略信息服务（http：//strategyinfo. las. ac. cn）围绕"一带一路""长江经济带"和"京津冀协同发展"国家三大战略的共性需求和个性需求，整合资源优势、人员优势和经验优势，打造三大战略建设与实施的一站式信息服务通道与信息情报保障解决方案。用户可通过国家重大战略信息服务获取国家三大战略的动态信息、重大政策、情报资源、信息产品、研究成果等资源与信息。

（三）专题信息产品

专题信息产品（https：//www. nstl. gov. cn/special ＿ info. html）旨在兼顾科技决策和管理者、科技战略专家和领域科学家的信息需求，聚焦国家重大战略、重要项目和重点领域，介绍特定研发领域的进展动态和发展态势。

【强化训练】

一、单项选择题

1. 在 CBM 数据库中，检索肺癌药物治疗的文章，检索式是_____。
A. 病名/化学诱导 AND 药物/副作用　　B. 药物/治疗应用
C. 药物/副作用　　　　　　　　　　　D. 病名/药物疗法

2. 在 CBM 数据库中，主题词检索的检索字段是_____。
A. 中文标题　　　B. 主题词　　　C. 关键词　　　　D. 摘要

3. CBM 主题检索中使用的"扩展检索"是指_____。
A. 仅限于当前主题词的检索
B. 对当前主题词及其所有下位主题词进行检索
C. 仅限于对某一下位主题词进行检索
D. 对主要概念主题词或非主要概念主题词均进行检索

4. CBM 主题检索中使用的"加权检索"是表示_____。
A. 对主要概念主题词或非主要概念主题词均进行检索
B. 仅对非主要概念主题词进行检索
C. 对当前主题词及其所有下位主题词进行检索
D. 仅对主要概念主题词进行检索

5. 在 CBM 数据库中，当含有两个以上的布尔逻辑运算符时，运算顺序为_____。
A. （　）＞AND＞NOT＞OR　　　　　B. OR＞AND＞NOT＞（　）
C. （　）＞NOT＞AND＞OR　　　　　D. AND＞（　）＞OR＞NOT

6. 主题检索的检索标识是_____。
A. 关键词　　　B. 主题词　　　C. 标题词　　　D. 单元词

7. CBM 具有二次检索功能，二次检索是指对当前输入的检索词与上一次检索结果进行逻辑运算符_____的组配检索，该逻辑运算符用于表达概念之间的关系。
A. OR　交叉　　　　　　　　　　　　B. AND　交叉
C. AND　并列　　　　　　　　　　　D. OR　并列

8. 在 CBM 中，以"胃"为主题词进行扩展检索，系统将对以下哪些词进行检索_____。
A. 胃
B. 胃和贲门
C. 胃，以及上胃肠道、胃肠道、消化系统等所有上位词
D. 胃，以及贲门、食管胃接合处、胃底、胃黏膜、幽门窦、幽门、胃残端等所有下位词

9. 在 CBM 分类检索中，输入"心血管肿瘤"进行扩展检索，系统将对以下哪些类目进行检索：_____。

A. 心血管肿瘤

B. 下位类心脏肿瘤、血管肿瘤

C. 心脏肿瘤、血管肿瘤、动脉肿瘤、静脉肿瘤、毛细血管肿瘤等所有下位类

D. 心血管肿瘤以及心脏肿瘤、血管肿瘤、动脉肿瘤、静脉肿瘤、毛细血管肿瘤等所有下位类

二、多项选择题

1. CBM 基本检索中的缺省字段检索，是指所输入的检索词同时在六个字段检索：_____

A. 中文标题、文摘　　　　　　B. 刊名、作者

C. 分类号、出版年　　　　　　D. 关键词、主题词

2. 在 CBM 快速检索中输入"艾滋病"，可以检索到含有检索词_____的文献信息。

A. 爱滋病　　　　　　　　　　B. AIDS

C. 获得性免疫缺陷综合征　　　D. 艾滋病

3. 在 CBM 中进行主题字段检索，若输入肝炎 in MH，则以下能被检索出来的主题词有 _____。

A. 肝炎　　　　　　　　　　　B. 肝炎，甲型

C. 肝炎，乙型　　　　　　　　D. 肝炎，慢性

4. 在 CBM 中进行作者字段检索，若输入李明 in AU，则以下能被检索出来的作者有_____。

A. 李明　　　　B. 李明甫　　　　C. 李明华　　　　D. 张李明

5. 维普的类型是：_____。

A. 中文全文型数据库　　　　　B. 引文索引型数据库

C. 文摘型数据库　　　　　　　D. 英文文摘型数据库

6. 维普的检索方式包括_____。

A. 快速检索　　　B. 复合检索　　　C. 高级检索　　　D. 期刊导航

7. 维普的布尔逻辑算符包括_____。

A. AND　　　　　B. OR　　　　　　C. NOT　　　　　D. IN

8. 维普的检索项包括_____。

A. M=题名或关键词　　　　　　B. K=关键词

C. A=作者　　　　　　　　　　D. J=刊名

9. 在维普中检索篇名中含有"肺癌"且作者是张哲的文献，正确的是_____。

A.

| 快速检索 | 传统检索 | 高级检索 |

M=题名或关键词　▼　　T=肺癌*A=张哲

B.

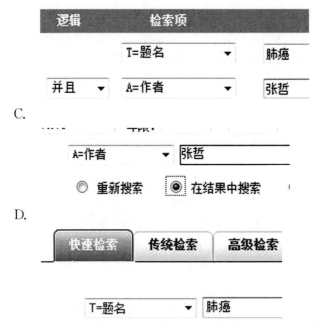

C.

D.

10. 检索用阿替洛尔、倍他乐定、普萘洛尔治疗心律失常的文献，以下正确的是：

A.（M=阿替洛尔＋M=倍他乐定＋M=普萘洛尔）＊M=心律失常

B. M=阿替洛尔＊M=倍他乐定＊M=普萘洛尔＊M=心律失常

C.

D.

三、填空题

在 CBM 中，用 MeSH 进行标引为检索者提供了途径，用《中图法》进行标引为检索者提供了_____。

四、编写检索式

1. 用 CBM 检索：有关"梗阻性黄疸的诊断"的文献。

2. 用 CBM 检索：北京大学口腔医学院周全发表在《中华口腔医学杂志》上的文献。

3. 用 CBM 检索：昆明医科大学王佳教授发表的"腰椎退变 CT 诊断"的文献。

4. 用 CBM 检索："2000 年以来发表的白血病各种疗法"的英文文献。

5. 用 CBM 检索：有关胫骨骨折护理的文献。

6. 用 CBM 检索：乙型肝炎药物疗法。

7. 用 CBM 检索：云南省第一人民医院刘颖撰写的有关肺结核预防的文献。

8. 用 CBM 检索：有关老年人冠心病并发症的综述文献。

9. 用 CBM 检索：2013 年以来发表的有关纵隔肿瘤各种诊断的英文文献。

10. 用 CBM 检索：大叶性肺炎流行病学方面的文献。

11. 用 CBM 检索：有关儿童贫血饮食治疗方面的文献。

12. 用 CBM 检索：有关因抗生素应用引起腹泻的相关研究。

13. 用 CBM 检索：近两年研究系统性硬皮病治疗的相关文章。

14. 用 CBM 检索：1999 年以来用硝苯地平治疗小儿肾性高血压的相关文献。

15. 用 CBM 检索：近两年研究前列腺癌诊断的相关文章。

16. 用 CBM 检索：老年痴呆患者护理的随机对照试验。

17. 用 CBM 检索：锝放射显影定位诊断下消化道出血。

18. 用 CBM 检索：褪黑素对大鼠血压的影响。

19. 用 CBM 检索：有关伤口感染护理的文献。

20. 用 CBM 检索：昆明医科大学第一附属医院王蕾撰写的有关肾结石超声诊断的文献。

21. 用 CBM 检索：有关青少年近视遗传学的病例报告。

22. 用 CBM 检索：2013 年以来发表的有关结肠癌各种疗法的英文文献。

23. 用 CBM 检索：有关黄疸药物疗法的文献。

24. 用 CBM 检索：云南省第一人民医院张玉珍撰写的有关禽流感预防的文献。

25. 用 CBM 检索：有关老年人动脉硬化并发症的综述文献。

26. 用 CBM 检索：2015 年以来发表的有关食管肿瘤各种诊断的中文文献。

27. 用 CBM 检索："骨髓移植治疗白血病"的文献。

28. 用 CBM 检索：山西省人民医院胡伟撰写的医学文献。

29. 用 CBM 检索：有关"甲型肝炎"的综述文献。

30. 用 CBM 检索：有关患慢性肾功能衰竭的病人进行中医治疗的文献。

31. 用 CBM 检索：汉族人群阻塞性睡眠呼吸暂停低通气综合征流行调查。

32. 用 CBM 检索：中心静脉置管并发症的文献。

33. 用 CBM 检索：布地奈德联合孟鲁司特钠治疗哮喘的文献。

34. 用 CBM 检索：肾衰竭护理方面的文献。

35. 用 CBM 检索：昆明医科大学李莉发表的有关信使核糖核酸（mRNA）的文章。

36. 用 CBM 检索：2013 年以来发表的研究血癌各种疗法的文章（不包括中文综述）。

五、操作题

1. 用 NSTL 文件检索系统检索 2010 年至今发表的有关"禁烟"的中文会议文献。

2. 检索中国医科院信息所馆藏中有关纳米技术的学位论文。

3. 利用高级检索功能检索拉莫三嗪（lammotrigine）治疗癫痫（epilepsy）的文献。

4. 用分类检索途径检索 2010 年以后研究肺癌的中文文献。

第四章　网络学术资源

【学习目标】

一、知识目标

掌握：重要学术搜索引擎及医学搜索引擎的使用；网络学术资源的获取方法及重要网站。

熟悉：网络免费医学资源的分布和特点。

了解：网络学术资源检索的概念。

二、技能目标

通过介绍网络搜索引擎的大致使用方法，使学生对搜索引擎建立一个大体概念，并使学生通过对常用综合型及专业型搜索引擎检索方法的学习，最终在日后实际学习与工作中能够根据检索需求选择合适的搜索引擎和恰当的搜索功能进行信息检索。

学生能够熟练地利用网络获取电子期刊全文、电子图书全文、医学图像资源、医学统计资料等。

三、教育目标

让学生学会分析自己的检索需求并根据自己的检索需求正确选用检索工具。

【主要知识框架】

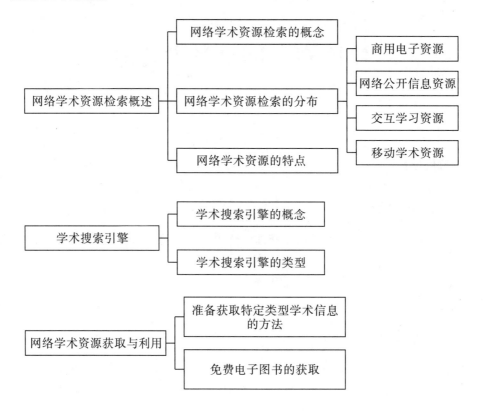

【重点内容】

第一节　网络学术资源检索概述

一、网络学术资源检索的概念

网络学术资源检索是指检索者通过网络检索工具，提出查询请求并获得网络学术资源的过程。

二、网络学术资源的分布

（一）商用电子资源

1. 文献型数据库

文献型数据库，是指计算机可读的、有组织的相关文献信息的集合。在文献型数据库中，文献信息不以传统的文字表示，而是将文字用二进制编码的方式表示，按一定的数据结构，有组织地存储在计算机中，从而使计算机能够识别和处理。文献型数据库是当前通过遍布于全世界的通信网络进行联机情报检索的最早的和主要的处理和检索对象。

2. 事实型数据库

事实型数据库存储某种具体客观事物的现象、特征、过程等事实性信息。其与全文数据库同属于源数据库。然而，与基于期刊论文、会议文献、学位论文及图书等文献类型的全文数据库相比，事实型数据库所提供的是最原始的客观事实、统计数字、音像、图谱等更便于直接利用的信息。

3. 数值型数据库

数值型数据库（numeric database）是指专门以数值或图表等形式揭示信息内容的数据库类型，以收集、记录、揭示、报道科学研究中试验、观察、测量、计算、工程设计、经济分析和工业规划等方面的数值型数据为主要建设目标，数据类型涉及统计数据、调查数据、财务数据、科学观测数据和技术实验数据等。

（二）网络公开信息资源

1. 搜索引擎

搜索引擎是根据用户需求与一定算法，运用特定策略从互联网检索出指定信息反馈给用户的一门检索技术。搜索引擎依托于多种技术，如网络爬虫技术、检索排序技术、网页处理技术、大数据处理技术、自然语言处理技术等，可为信息检索用户提供快速、高相关性的信息服务。搜索引擎技术的核心模块一般包括爬虫、索引、检索和排序等，同时可添加其他一系列辅助模块，以为用户创造更好的网络使用环境。

2. 专业学术网站

一般由政府、教育机构、学术团体、国际组织、商业机构甚至个人等建立和维护，提供医学领域或医学某专业领域的学术和学术教育资源。

3. 专业、学/协会网站

医学各专业协会的网站一般由从事相关专业诊疗的医护人员、医学各领域著名专家学者、相关企业，以及医疗卫生事业等各界人士参与筹备与制作。

4. 电子出版物资源

电子出版是指在整个出版过程中，从编辑、制作到发行，所有信息都以统一的二进制代码的数字化形式存储于磁、光、电等介质中，信息的处理与传递借助计算机或类似的设备来进行的一种出版形式。电子出版物资源包括电子图书、电子期刊、电子报纸等。

5. 数字图书馆

数字图书馆（digital library）是用数字技术处理和存储各种图文并茂文献的图书馆，实质上是一种多媒体制作的分布式信息系统。它把各种不同载体、不同地理位置的信息资源用数字技术存储，以便于跨越区域、面向对象的网络查询和传播。它涉及信息资源加工、存储、检索、传输和利用的全过程。通俗地说，数字图书馆就是虚拟的、没有围墙的图书馆，是基于网络环境下共建共享的可扩展的知识网络系统，是超大规模的、分布式的、便于使用的、没有时空限制的、可以实现跨库无缝链接与智能检索的知识中心。

（三）交互学习资源

交互学习资源包括 MOOC（慕课）资源、论坛和博客。

（四）移动学术资源

移动学术资源包括移动医疗知识学习平台、微信公众号。

三、网络学术资源的特点

网络学术资源具备以下特点：
(1) 信息的多样性和新颖性。
(2) 信息的开放性和交互性。
(3) 信息使用的低成本性和传播范围的广泛性。
(4) 信息组织的局部有序性和整体无序性。

第二节　学术搜索引擎

一、学术搜索引擎的概念

学术搜索引擎是专门搜索学术资源的搜索引擎，具有信息涵盖广、重复率低、相关性好、学术性强等特点。

二、学术搜索引擎的类型

（一）按检索内容划分

(1) 综合性搜索引擎，如 Google，百度，360 搜索，搜狗，必应，Yahoo!。
(2) 专业性搜索引擎，如 Health On the Net（HON），Medical Matrix，360 良医搜索。
(3) 专门性搜索引擎，如雅虎人物搜索，搜狗软件搜索，百度大学搜索。

（二）按组合方式划分

(1) 独立搜索引擎。
(2) 元搜索引擎。

第三节　网络学术资源获取与利用

一、准确获取特定类型学术信息的方法

（1）通过综合性的学术搜索引擎检索。

（2）通过医学专业搜索引擎检索。

（3）直接访问专题网站。

二、免费电子图书的获取

（1）通过综合性的学术搜索引擎。

（2）通过图书搜索引擎。

（3）通过开放图书网站。

（4）直接访问数字图书馆或电子图书网站。

【强化训练】

一、多项选择题

1. 通过 HON 可将多个分散的数据库整合在一起，提供整合的信息资源，包括_____。

A. 专利文献、学位论文、标准文献

B. 医学新闻、医学会议、临床试验

C. 医学研究论文、医学图像和视频信息

D. 相关网站信息

2. 搜索引擎按检索内容范围划分，分为_____。

A. 专业性搜索引擎   B. 综合性搜索引擎

C. 元搜索引擎   D. 专门性搜索引擎

3. 以下_____是医学专业搜索引擎。

A. http://www.yahoo.com   B. http:// www.alltheweb.com

C. http://www.hon.ch   D. http://www.medmatrix.org

4. Google 学术搜索可搜索到学术著作出版商、专业性社团、各大学及其他学术组织的经同行评论的_____。

A. 文章   B. 论文

C. 图书、期刊   D. 摘要和预印本、会议记录

二、单项选择题

1. 下列不是英文搜索引擎的有_____。

A. Yahoo   B. HON   C. CBM   D. Medical Matrix

2. 进行网上检索的检索工具是_____。

A. 卡片式检索工具   B. 搜索引擎

C. 书本式检索工具   D. 微缩式检索工具

3. 下列不是英文搜索引擎的有_____。

A. Google   B. HON   C. CNKI   D. Medical Matrix

4. 以下属于综合性搜索引擎的是_____。

A. Google   B. CBM   C. CNKI   D. CHKD

5. 使用百度搜索引擎查找某一课题，希望在同一网页中只出现 A 词而不出现 B 词，A、B 这两个词之间应使用运算符_____。

A. +   B. *   C. −   D. 空格

E. =   F. /

三、判断题

1. 使用搜索引擎查找某一课题，希望在同一网页中只出现 A 词而不出现 B 词，

A、B 这两个词之间应使用空格隔开。　　　　　　　　　　　　（　　）

2. 搜索引擎是指一种能够通过互联网接受用户的查询指令，并向用户提供符合其查询要求的信息资源网址的服务器或系统。　　　　　　　　　（　　）

四、名词解释

搜索引擎

五、填空题

1. HON 是一个重要的医学搜索引擎，其网址是＿＿＿＿＿＿＿。

2. 利用搜索引擎查询，在检索词前使用"＋"时，表示在所有检索结果的页面中＿＿＿＿＿＿包含该词；在检索词前使用"－"时，则表示在任何检索结果的页面中＿＿＿＿＿＿包含该词。

第五章　特种文献和专类信息检索

【学习目标】

一、知识目标

掌握：会议文献、学位论文、专利文献、标准文献的定义；会议文献、学位论文、专利文献、标准文献的类型和特点；生物信息学的基本术语、基本原理、基本研究方法，重要核酸和蛋白质数据库等；指定的基于互联网的常用生物信息学软件的基本操作使用方法。

熟悉：常用的特种文献和专类信息的检索工具和检索方法。

了解：药学信息和生物信息的涵盖内容；生物信息学的基本研究内容与研究方法以及生物信息在多学科领域的应用。

二、技能目标

学生能够依据特定的检索要求，对信息需求进行合理分析，并结合实际客观条件，选择适宜的检索系统进行高效的检索，获得所需的准确信息；通过基于问题和任务的学习，初步具备解决简单生物信息学等问题的研究能力。

三、教育目标

引导学生将之前学到的信息检索基础理论知识应用到实际检索操作中，培养学生学以致用、理论联系实际的能力。

通过让学生自己摸索如何利用一个陌生的数据库进行检索，培养学生的开拓精神和独立学习、举一反三的能力。

培养具有良好的人文科学素养，具有社会责任感和职业道德，具有分析和综合能力、实践动手能力和不断学习适应发展的能力，具有批判性思考及创新精神、创业能力，能够在生物医学工程相关领域从事教育、科研、技术开发和行政管理的人才。

【主要知识框架】

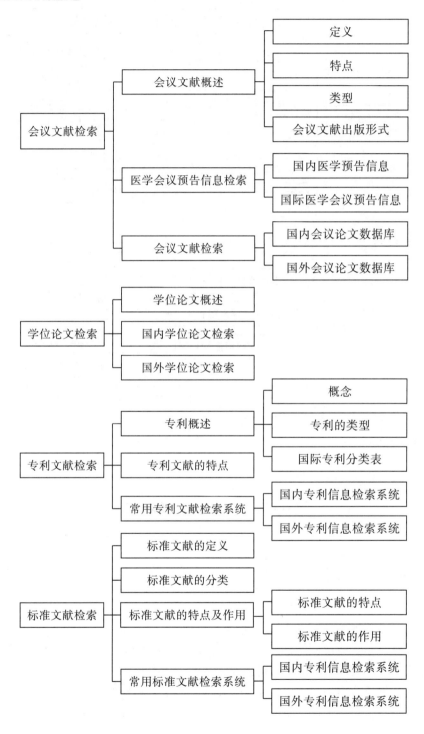

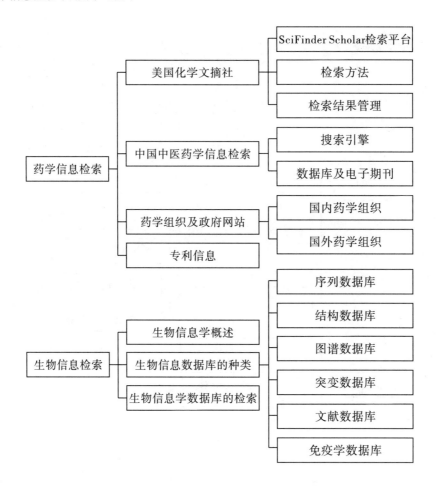

【重点内容】

第一节　会议文献检索

一、会议文献概述

（一）定义

会议文献（conference literature）是指在各类学术会议上形成的资料和出版物，包括会议论文、会议文件、会议报告讨论稿等。

会议文献能反映出一门学科、一个专业的研究水平和最新成果，许多重大发现往往首先在学术会议上公之于众。所以，会议文献是了解世界各国科学技术发展水平和动向的重要信息源。

（二）特点

1. 专深性

与会者大多是会议议题领域的专家，或者正在从事该项工作的科研人员，他们对本届议题的历史及现状都有较深的了解，可以在较专深的水平上进行对话。

2. 连续性

会议文献是随着会议的召开而出版的，而大多数会议又都具有连续性。

3. 新颖性

许多学科领域中的最新发现、最新理论及最新成果都是通过科技会议首次公布的。

（三）类型

按出版时间的先后划分，会议文献可以分为以下几类：
（1）会前文献（preconference literature）。
（2）会间文献（literature generated during the conference）。
（3）会后文献（post conference literature）。

（四）会议文献形式

会议文献形式主要有图书［通常为会议录（proceedings）］、期刊、科技报告、在线会议等。

二、医学会议预告信息检索

（一）国内医学会议预告信息

1. 中华医学会

中华医学会网站（http://www.cma.org.cn）是中华医学会组织学术交流活动、开展继续医学教育的学术网站。

2. 正保医学教育网——医学会议中心

医学会议中心（http://www.med66.com/yixuehuiyi）汇集了大量的国内外医学会议信息。提供按科室归类会议信息的学科分类导航及会议信息检索功能。

3. 好医生会议

好医生会议（http://www.haoyisheng.com/hy）主要为医护人员提供业内信息及远程教育服务。可按学科、按时间浏览或检索会议信息。

4. 梅斯医学（MedSci）

MedSci（http://www.medsci.cn）是医学教育与临床研究学术服务提供商，主要提供科研教育培训、国内外医学学术会议消息等。其学科分为 43 个类目，主要涉及临床医学、基础医学和公共卫生等学科。

（二）国际医学会议预告信息

1. AllConferences.com

AllConferences.com（http：//www.allconferences.com）收集各种会议、展会的信息，并对收集的信息按主题分类，医学会议信息是该网站的重点收录内容。通过主页上的"Submit a Conference"，可以免费发布会议预告信息。

2. Medical Conferences

由英国医学会议公司创建，每日更新。

3. DocGuide

DocGuide（http：//www.docguide.com）简称 DGI，是著名的美国医学信息检索站点。该网站的会议资源中心（Congress Resource Centre，CRC），专门收集正在召开的和即将召开的世界各国的医学会议信息，可通过分类浏览和关键词检索会议信息。

会议资源中心提供三种检索方式。一是基本检索，在检索词输入框中键入关键词或时间、地址名词，便可检索到相关的会议信息。二是浏览检索，可按会议所属专业（specialty）、会议日期（date）、会议地点（location）逐层点击浏览会议信息。三是高级检索，可使用布尔逻辑运算符 AND、OR、NOT 以及短语检索、截词检索。在搜索框内键入检索词或者检索表达式后进行检索，可获得所需要的会议名称、开会日期、会议地点、联系人、电话及 E-mail 地址等会议信息。此外，每一条会议信息下都有会议召开地点的天气、航班、旅游、饮食、住宿、订票、货币汇率等信息。

4. AEIC 学术交流中心

AEIC 学术交流中心（https：//www.keoaeic.org/）是由多所国内外大学、科研院所和企业联合创建的一个成熟的国际学术交流平台，简称 AEIC。AEIC 集中全球专业的学术力量，在多所高校及研究院所的学术支持下，致力于科技信息传播、学者科研交流、社会热点深剖、生活科普分享等与学术相关的交流活动。AEIC 以"忠于学术、服务学者"为理念，秉承"专业、专心、专注"的学术服务精神，为学术交流提供活动支持。

AEIC 与高校、科研院所、政企联合开展全学科国际学术会议，提供国际学术科研成果发表、高层次人才引智、成果转化服务。2014 年起，已成功举办近 1000 场、289728 人次参与的国际学术会议，线上云平台服务积累来自全球 2000 家高校及科研服务机构和 3000 名以上的合作专家，线上云平台吸引来自全球高校及科研机构客户达1800000 人。会议主题涉及能源与环境、水利土木工程、电子信息工程、生物工程、计算机科学、地球科学、机械自动化、材料与制造技术、经管金融、人文社科等主流学科。

AEIC 与多家世界知名出版集团建立了良好的战略合作关系，如 Springer，Elsevier，IEEE，Taylor ＆ Francis Group，IOP，EDP，ASME，SPIE，Academic Press，American Scientific Publishing，DEStech Publications，TTP and Atlantis Press 等，通过学术会议形式征集论文进行发表，实现工程索引（EI）/会议录引文索引

（CPCI）检索；同时遴选优秀论文发表至 SCI、SSCI 期刊。

　　5．HON 会议信息

　　HON 会议信息，是瑞士日内瓦的非营利性组织"健康网络基金会"1996 年建立的一个医学搜索引擎，专为医学工作者提供国际上即将举行的医学会议的详细信息（https：//www. hon. ch/HONslect/）。

三、会议文献检索

（一）国内会议论文数据库

　　1．中国学术会议论文库

　　中国学术会议论文库（China Conference Paper Database，CCPD）收录了 1985 年以来，国家一级学会、协会、研究会在国内组织召开的全国性学术会议论文，是国内收集学科最全、数量最多的会议论文数据库。

　　2．CNKI 国内外重要会议论文全文数据库

　　重点收录 1999 年以来，中国科协系统及国家二级以上的学会、协会，高校、科研院所、政府机关举办的重要会议，以及在国内召开的国际会议发表的文献。

　　3．国家科技图书文献中心·国家科技数字图书馆

　　国家科技图书文献中心（National Science and Technology Library，NSTL）中文会议论文库收录了 1985 年以来我国国家级学会、协会、研究会及各部委等组织召开的全国性学术会议论文，涵盖自然科学的各领域。

（二）国外会议论文数据库（付费）

　　（1）CPCI 学术会议交流资讯（http：//www. cpci-istp. com/）。
　　（2）OCLC ProceedingsFirst（https：//www. oclc. org/）国外会议论文检索系统。
　　（3）美国会议论文索引数据库（http：//www. csa. com/factsheets）。

第二节　学位论文检索

一、学位论文概述

　　学位论文是指为获得所修学位，被授予学位的人按要求所撰写的论文。
　　学位论文可分为学士论文、硕士论文、博士论文。
　　学位论文的特点：选题新颖；利用价值高；来源分散，大多不正式出版，使用难度较大；理论性、系统性较强。

二、国内学位论文检索

1. CNKI·中国博硕士学位论文全文数据库

CNKI 包含中国博士学位论文全文数据库和中国优秀硕士学位论文全文数据库。可通过检索、高级检索、专业检索、科研基金检索和句子检索获取所需的博士、硕士学位论文。

2. 万方数据·中国学位论文全文数据库

该库提供的学位论文是文摘资源。在万方主页，单击"学位论文"，进入学位论文浏览页面。支持基本检索、高级检索和专业检索三种检索方式。

3. 国家科技图书文献中心·国家科技数字图书馆

国家科技图书文献中心（NSTL，https://www.nstl.gov.cn/）的学位论文库提供了题名、关键词、主题词、作者、研究课题、导师、学位、专业、院校、机构、摘要等11 个字段的检索，并支持布尔逻辑运算，需通过文献传递的形式可获取全文。

4. 中国国家图书馆·中国国家数字图书馆

中国国家图书馆·中国国家数字图书馆（http://www.nlc.cn/dsb _ zyyfw/lw/lwzyk/）是国务院学位委员会指定的全国唯一负责全面收藏和整理我国学位论文的专门机构，是人事部专家确定的负责全面收藏博士后研究报告的专门机构。提供了题名、责任者、学位级别、专业、授予单位、导师、研究领域及关键词的字段的检索，并支持布尔逻辑运算中逻辑与、逻辑或的检索。

5. 中国高等教育文献保障系统学位论文中心服务系统

中国高等教育文献保障系统（China Academic Library & Information System，CALIS）采用 e 读搜索引擎，提供简单检索和高级检索功能。系统能够根据用户登录身份显示适合用户的检索结果，并与其他类型资源关联，方便读者快速定位所需信息。（http://www.calis.edu.cn）

6. 读秀学位论文数据库

读秀学位论文数据库（http://www.duxiu.com）提供中文学位论文的题录信息检索。基本检索界面提供全部字段、标题、作者、授予单位、关键词及导师字段的模糊和精确匹配检索。数据库提供的高级检索可对基本检索的字段进行逻辑运算。全文可通过馆际互借发送相关请求通过邮件获取。

三、国外学位论文检索

1. ProQuest 学位论文全文数据库

该库（http://www.proquest.com）属于文献索引型数据库，ProQuest 学位论文全文检索系统主页的汉化界面提供的检索方式主要有：基本检索、高级检索及分类导航浏览等。

2. NDLTD 学位论文库

NDLTD 学位论文库（http://www.ndltd.org）是由美国国家自然科学基金支持的网上学位论文共建共享项目，为用户提供免费的学位论文文摘，部分可获取免费的学位论文全文。该库可作为国外学位论文的补充资源利用。

第三节 专利文献检索

一、专利概述

（一）概念

专利（patent）主要包括三方面的含义。①专利权，受到专利法保护的权利。②受专利法保护的发明，获得专利权的发明创造。③专利文献，即受到专利法保护的技术范围的法律文件。

专利文献（patent literature）是指已出版或未出版的已经申请或被确认为发明、发现、工业品外观设计和实用新型的研究、开发、设计和试验成果的有关资料，以及保护专利所有人、发明人及工业品外观设计和实用新型注册证书持有人权利的有关资料的总称。

狭义的专利文献专指发明人或申请人申请专利时提交并由专利局出版的某种发明的技术说明书，即专利说明书（patent specification）或发明说明书。

（二）专利的类型

我国现有的 3 种专利类型（types of patent）包括：

（1）发明专利（utility patent）：体现新颖性、创造性和实用性。

（2）实用新型专利（utility model patent）：被称为"小发明"。

（3）外观设计专利（design patent）：主要条件是新颖性。

（三）国际专利分类表

《国际专利分类表》（international patent classification，IPC）是目前唯一国际通用的专利文献分类和检索工具。

IPC 体系采用等级结构。IPC 分为 5 级类目，从大到小依次为：部（section）、大类（class）、小类（sub-class）、主组（main-group）和小组（sub-group）。

IPC 表共有 9 个分册，前 8 个分册分别为 A～H8 个部，而第 9 分册为使用指南。在分类号中，大类以两位阿拉伯数字表示；小类以字母表示；主组与小组均以阿拉伯数字表示，二者以斜线分开。

IPC 仅对发明和实用新型专利文献（包括出版的发明专利申请书、发明证书说明书、实用新型说明书和实用证书说明书等）进行分类。对外观设计专利的分类需要参照

《国际外观设计分类表》进行分类。

二、专利文献的特点

（1）内容新颖、广泛。

（2）格式统一、分类科学。

（3）报道速度快、时效性强。

（4）内容详尽具体、实用性强。

三、常用专利文献检索系统

（一）国内专利信息检索系统

1. 中国国家知识产权专利检索及分析系统

中国国家知识产权局目前提供了中国专利的三个免费检索站点：

（1）国家知识产权公共服务网（http://ggfw. cnipa. gov. cn：8010/PatentCMS _ Center）。

（2）中国专利信息网检索系统（http://www. patent. com. cn/）。

（3）中国专利信息中心（http:// www. cnpat. com. cn）。

2. 中国专利公布公告查询系统

中国专利公布公告查询系统（http://epub. cnipa. gov. cn）收录了自 1985 年 9 月 10 日以来公布公告的全部中国专利信息，提供高级查询、IPC 分类检索、洛加诺（LOC）分类查询和事物数据查询四种检索方法。

3. 中国知网专利全文数据库

中国知网专利全文数据库（知网版）包含发明公开、发明授权、实用新型和外观设计四个子库，准确地反映中国最新的专利发明。专利相关的文献、成果等信息来源于 CNKI 各大数据库。可以通过申请号、申请日、公开号、公开日、专利名称、摘要、分类号、申请人、发明人、优先权等检索项进行检索，并一次性下载专利说明书全文。

4. 万方中外专利数据库

万方中外专利全文数据库（Wanfang Patent Database，WFPD）包括中国专利文献、国外与国际组织专利两部分，收录了国内外的发明、实用新型及外观设计等，内容涉及自然科学各个学科领域，是科技机构、大中型企业、科研院所、大专院校和个人在专利信息咨询、专利申请、科学研究、技术开发及科技教育培训中不可多得的信息资源。

数据库收录内容范围覆盖十一国两组织（中国、美国、日本、德国、英国、法国、瑞士、俄罗斯、韩国、加拿大、澳大利亚、欧洲专利局和世界知识产权组织）。本库收录中国自 1985 年以来的专利信息数据，每月新增 30 余万条。收录国外专利 1 亿余条，均提供欧洲专利局网站的专利说明书全文链接。

（二）国外专利信息检索系统

1. 世界知识产权组织专利数据库

世界知识产权组织（World Intellectual Property Organization，WIPO）官方网站提供了可供检索的网上免费数据库（PATENTSCOPE），通过该数据库可以检索公开的PCT申请、工业品外观设计、商标和版权的相关数据。

2. 美国专利商标局数据库

美国专利商标局（USPTO）数据库分为授权专利数据库、申请专利数据库和失效专利数据库三部分：①授权专利数据库提供 1790 年至今各类授权的美国专利说明书扫描图像，1976 年至今的全文文本说明书（附图像链接）；②申请专利数据库只提供 2001 年 3 月 15 日起所有公开（未授权）美国申请说明书的文本和图像；③失效专利数据库只能够提供专利号检索途径。

数据库提供快速检索（Quick Search）、高级检索（Advanced Search）、专利号检索（Number Search）检索。

第四节　标准文献检索

一、标准文献的定义

标准文献是为了在一定范围内获得最佳秩序，经协商一致制定并由公认机构批准，共同使用和重复使用的一种规范性文件。

二、标准文献的分类

（一）按使用范围划分

（1）国际标准（international standard）：在世界范围内统一使用。

（2）区域标准（regional standard）：又称为地区标准。

（3）国家标准（national standard）：由国家标准化主管机构批准发布，对全国经济、技术发展有重大意义，且在全国范围内统一的标准。国家标准的年限一般为 5 年。

（4）行业标准（industry standard）：是在没有国家标准而又需要在全国某个行业范围内统一技术要求的情况下制定和实施的标准。

（5）地方标准（local standard）：对没有国家标准和行业标准而又需要在省、自治区、直辖市范围内统一的工业产品的安全、卫生要求，可以制定地方标准。在公布国家标准或者行业标准之后，该地方标准即应废止。

（6）企业标准（corporate standard）：是企业组织生产和经营活动的依据。

（二）按成熟度划分

（1）强制性标准（compulsory standard/mandatory standard）：具有法律属性，在一定范围内通过法律、行政法规等手段强制执行的标准。

（2）推荐性标准（recommendatory standard）：又称为非强制性标准或自愿性标准。

三、标准文献的特点及作用

（一）标准文献的特点

（1）权威性。

（2）统一编号、格式一致。

（3）措辞严谨，采用专门的出版发行渠道。

（4）具有约束性。

（5）具有时效性。（通常标准平均时效为 3 年，标准复审周期为 3~5 年。）

（二）标准文献的作用

（1）了解各国经济政策、技术政策、生产水平、资源状况和标准水平。

（2）在科研、工程设计、工业生产、企业管理、技术转让、商品流通中，采用标准化的概念、术语、符号、公式、量值和频率等有助于克服技术交流的障碍。

（3）采用国内外先进的标准可改进产品质量，提高工艺水平和技术水平。

（4）作为鉴定工程质量、校验产品、控制指标和统一试验方法的技术依据。

（5）标准可简化设计、缩短时间、节省人力、减少不必要的实验、计算，能够保证质量、降低成本。

（6）标准利于企业或生产机构经营管理活动的统一化、制度化、科学化和文明化。

四、常用标准文献检索系统

（一）国内标准信息检索系统

1. 国家标准服务网

中国标准服务网（CHINA STANDARD SERVICE NETWORK）的简称是 CSSN（http://www.cssn.net.cn），创建于 1998 年，是中国标准化研究院主办的国家级标准信息服务网站。中国标准服务网由中国标准化研究院标准信息研究所负责运营。2021年 10 月，改版后的中国标准服务网秉承正版、权威、及时的宗旨，以更丰富的内容和全新的面貌为广大用户服务。

2. 中国知网标准数据总库

中国知网标准数据总库（https://epub.cnki.net/kns/brief/result.aspx?dbPrefix=

CISD）为国内数据量最大、收录最完整的标准数据库，分为中国标准题录数据库（SCSD）、国外标准题录数据库（SOSD）、国家标准全文数据库和中国行业标准全文数据库。

3. 万方数据知识服务平台中外标准数据库

万方数据知识服务平台中外标准数据库（http://c.wanfangdata.com.cn/standard）收录了所有中国国家标准（GB）、中国行业标准（HB），以及中外标准题录摘要数据，共计200余万条记录，其中中国国家标准全文数据内容来源于中国质检出版社，中国行业标准全文数据收录了机械、建材、通信标准及由中国质检出版社授权的部分行业标准。

4. 国家标准化管理委员会

中国国家标准化管理委员会（中华人民共和国国家标准化管理局）是国务院授权的履行行政管理职能，统一管理全国标准化工作的主管机构。在其机构的网页上可对国家标准、国家废止标准等相关标准信息进行检索。（http://www.sac.gov.cn/）

（二）国际标准信息检索系统

国际标准化组织（International Organization for Standardization，ISO，http://www.iso.org/home.）成立于1946年，是世界上最大的非政府标准化专门机构。提供了基本和高级两种检索方式，检索内容包括已出版的标准、发展中的标准及已撤销的标准。检索入口包含关键词、标准名称、ISO标准号、国际标准分类号、标准颁布时间、委员会代码、语言等。检索结果提供相关标准的类号、名称、标准号、版次、页数、编制机构、订购全文的价格等信息。

第五节 药学信息检索

一、美国《化学文摘》

美国化学文摘社（chemical abstract service，CAS）是美国化学协会的一个分支，提供世界上最大的公开披露的化学相关信息的数据库《化学文摘》（*Chemical Abstracts*，CA），该数据库是药学领域信息检索首推的一个重要工具，被誉为"打开世界化学化工文献大门的钥匙"。其特点为收藏信息量大、收录范围广。

CAS推出了四种产品：①印刷型检索刊（Chemical abstract，CA）；②光盘数据库（CD-ROM）；③国际联机数据库（online CA file）；④网络数据库（SciFinder）。1998年推出了SciFinder的学术版——SciFinder Scholar专供学术研究使用。

（一）SciFinder Scholar检索平台

SciFinder Scholar收集由CAS出版的数据库的内容及MEDLINE数据库内容，检索平台包括 6 个子数据库：

（1）CA plus^{SM}（文献数据库）：世界上最大、最广为科学家使用的化学化工资料库，包括专利（含同族专利）文献、会议记录、科技报告、图书、学位论文等，涵盖化学、生物化学、化工及相关学科，还有尚未完全编目收录的最新文献。

（2）CAS REGISTRY^{SM}（物质信息数据库）：为世界上最大的化学物质数据库，收录了 1957 年以来在 CAS 登记的全部化学物质及物质的各种名称和化学特性。每种化学物质有唯一对应的 CAS 注册号。该数据库包括所有已登记化合物的实验和计算特性。

（3）CASREACT®（化学反应数据库）：是全球最大的反应数据库。提供 1907 年以来 CAS 收录的有机化学期刊和专利中多达 2200 万条的单步或多步有机化学反应、有机金属反应、无机反应及生化反应等。

（4）CHEMCATS（化学品商业信息数据库）：收录了全世界各国 900 家供应商的 1000 种目录及 2300 多万种化学品的供应资料，并提供厂商的联系方式、价格情况、运送方式、质量等级等订购信息。

（5）CHEMLIST（管控化学品信息数据库）：收录从 1979 年至今已备案或被管控的 100 个管制化学品目录及其相关信息，包括物质的特征、来源、许可信息及法律、管理等信息。信息分别来自 13 个国家和国际组织。

（6）MEDLINE（美国国家医学图书馆数据库）：是美国国立医学图书馆编撰的权威的生物医学数据库，文献追溯至 1951 年，涵盖 70 多个国家和 4800 种生物医药期刊，收录的文摘数为 1800 多万条，每周更新 4 次。

其中，CA plus^{SM}、MEDLINE 为文摘数据库、CASReact® 为化学反应数据库、CAS REGISTRY^{SM}、CHEMCAT、CHEMLIST 为化学物质数据库。

（二）检索方法

使用网络版 CA 必须下载其特有的 SciFinder Scholar 客户端程序（SFS2007 版本）；如需查看物质的 3D 视图，则需下载并安装 ViewerLite。

SciFinder Scholar 检索途径如下。

1. 搜索科技文献

搜索（Explore）科技文献包含四种检索方式：

文献检索（Explore Literature）：提供了研究课题（Research Topic）、作者（Author Name）和团体作者（Company Name/Organization）三种检索途径。

物质检索（Explore Substances）：包含化学结构（Chemical Structure）、分子式（Molecular Formula）两种检索途径。

反应检索（Explore Reaction）：可通过反应结构（Reaction Structure）进行检索。

序列检索（Explore Sequence）：可通过核苷酸或蛋白质的氨基酸序列（Nucleotide or Protein Sequence）进行。

2. 查找特定的文献或物质

查找（Locate）特定的文献或物质分为两种检索方式：

定位文献（Locate Literature）：①Bibliographic Information，以作者名称、期刊名、出版年份查找文献；②Document Identifier，以文件识别号（专利号、CA 文件号等）查找文献。

定位物质（Locate Substance）：以化学名称、CAS 登记号等信息查找特定物质。

3．浏览文献内容（Browse）

可以浏览所有的期刊，并可标记和显示自己感兴趣的期刊名。

4．Keep Me Posted（KMP）

KMP（及时推送）可设置个性化的文献和物质更新通知，并在更新时收到 SciFinder 发送的电子邮件。KMP 具有以下功能：快速访问书目信息、摘要及原始全文文档；所选研究课题将自动获得更新，并按照要求保持每日、每周或每月进行更新。使用以上功能可在第一时间了解研究课题的最新进展。

（三）检索结果管理

1．文献的保存

可以通过"Save As"存储为".rtf"".sfr"两种文件格式。

（1）rtf 文件：可打印、修改（与 word 文档类似），每次存储文献数量不得超过 50 条，且存储的文件名称、所属文件夹都需要用英文命名。

（2）sfr 文件：只支持在 SciFinder 中查看，每次存储的文献数量不能超过 1 万条。

2．记录信息的提示

记录信息分为题录和索引两个部分。

（1）题录部分：包含题目、作者、同族专利等，如果原文作者撰写的摘要不足以反映文献内容，CAS 文献编辑人员会根据文献内容重新撰写摘要。

（2）索引部分：由 CAS 编写，为文献做一个科学的学科分类，列举文献中的重要概念，包括新的发现和理论、文献中出现的所有物质、该文献谈及的重点和补充词、对该文献的补充说明。

二、中国中医药学信息检索

（一）搜索引擎

1．综合性搜索引擎

综合性搜索引擎包括 Google、百度、Yahoo!。

2．专业性搜索引擎和网站

（1）医药网（http://www.pharmnet.com.cn）：国内访问量较高的医药信息平台之一，有医药专业数据库并设有多种目录，数据量大、更新及时。

（2）植物通（http://www.zhiwutong.com）：可通过拉丁名或中文名进行植物的检索，同时增加了同物异名物种的检索功能。

（3）中国中医药数据库检索系统（http：//cintmed. cintcm. com）：有 20 余种中医及中药方面的文献数据库，是查询中医中药方面信息的重要信息资源。

（二）数据库及电子期刊

目前主要有四大期刊数据库提供中医药学相关文献信息的检索：

（1）中国生物医学文献服务系统（http：//www. sinomed. ac. cn）。

（2）中国学术期刊网络出版总库（http：//acad. cnki. net/kns55/brief/result. aspx? dbprefix＝CJFQ）。

（3）万方数据知识服务平台（http：//www. wanfangdata. com. cn）。

（4）维普资讯中文期刊服务平台（http：//lib. cqvip. com）。

三、药学组织及政府网站

（一）国内药学组织

1. 国家药品监督管理局网站

国家药品监督管理局（National Medical Products Administration，NMPA）网站（http：//www. nmpa. gov. cn）包含数据查询功能，数据查询中又分为公众查询和专业查询，用户可根据需求对食品、药品、医疗器械和化妆品等的信息进行分类查询。

2. 中国药学会

中国药学会（Chinese Pharmaceutical Association，CPHA，http：//www. cpa. org. cn）成立于 1907 年，是我国近代成立最早的学术团体之一，是全国药学工作者自愿组成并依法登记成立、具有法人资格的全国性、学术性、非营利性社会组织。

学会的主要任务是开展药学科学技术的国际、国内交流，编辑出版发行药学学术期刊、书籍，发展同世界各国及地区药学团体、药学工作者的友好交往与合作；举荐药学人才，表彰奖励在科学技术活动中取得优异成绩的会员和药学工作者；组织开展对会员和药学工作者的继续教育培训；开展药学及相关学科科学技术知识的普及推广工作；反映会员和药学工作者的意见和要求，维护会员和药学工作者的合法权益；建立和完善药学科学研究诚信监督机制；组织会员和药学工作者参与国家有关的科学论证及科技与经济咨询；组织开展团体标准制定等相关工作；开展医药科研成果中介服务；组织医药产品展览、推荐及宣传活动；接受政府委托，承办与药学发展及药品监督管理等有关的事项；承担会员和药学工作者的服务相关工作；承办上级交办的其他事项。

（二）国外药学组织

美国食品药品监督管理局（U. S. Food and Drug Administration，FDA，http：//www. fda. gov）提供 FDA 新闻、食品、药品、生物制品、毒物学等方面的信息，同时网站上也可查询到相关资料、规章、法律等。

四、专利信息

专利信息是一种重要的科技信息源，特点是具有技术性和法律性，内容新颖，范围广泛、系统性强，且较为实用。

我国实行《中华人民共和国专利法》以来，药品专利信息已成为药学工作者的重要信息来源之一。

第六节　生物信息检索

一、生物信息学概述

生物信息学（bioinformatics）是一门新兴的交叉学科，包含生物信息的获取、存储、处理、分析、解释和应用等方面，并综合运用数学、计算机科学和生物学的各种工具，阐明和研究大量数据所包含的生物学问题。

生物信息数据库是指在计算机存储设备上合理存放且相互关联的生物信息集合。

二、生物信息数据库的种类

（一）序列数据库

主要收录核酸和蛋白质序列的数据库，包括由基因组计划产生的基因组及其表达序列，由基因组序列所推测的编码和非编码核酸和蛋白质序列，个别生物学实验中测序获得的核酸和蛋白质序列。主要包括基因组序列数据库、核酸序列数据库、蛋白质序列数据库。

（二）结构数据库

核酸和蛋白质的空间结构数据库，一般通过 X 射线衍射和磁共振获得数据，也可由同源建模等计算方法获得。

1. 结构数据库（核酸）

核酸数据库（Nucleic Acid Database，NDB），是著名的核酸晶体三维结构数据库。NDB 主要收录经实验测定的核酸及复杂结构信息。用户可依据 DNA、RNA 及相关特性进行检索，网站（http://ndbserver. rutgers. edu）同时提供相关学科常用工具及软件的下载。

2. Rfam 数据库

Rfam 数据库（http://rfam. xfam. org/）是用来鉴定 non-coding RNAs 的数据库，常用于注释新的核酸序列或者基因组序列。其在线网站提供了便捷的查询功能。

3. RCSB 蛋白质数据库

RCSB 蛋白质数据库（http://www. rcsb. org/pdb/）是生物学和医学领域第一个开

放访问的数字数据资源，是全球领先的科学发现实验数据资源。RCSB（Research Collaboratory for Structural Bioinformatics）其为专门用于处理和发布生物大分子三维结构的知识库，提供数据的检索和下载服务，以及蛋白质数据库数据文件格式和其他文档的说明。使用软件可用多种模式显示蛋白质数据库记录的生物大分子的三维结构。

4. 蛋白质结构分类数据库

蛋白质结构分类（Structural Classification of Proteins，SCOP）数据库建于 1194 年，由英国医学研究委员会的分子生物实验室和蛋白质工程研究中心开发和维护。是对已知蛋白质结构进行分类的数据库，根据不同蛋白质的氨基酸组成及三级结构的相似性，描述已知结构蛋白质的功能及进化关系。SCOP 数据库的构建除了使用计算机程序外，主要依赖人工验证。（http://scop.mrc-lmb.cam.ac.uk）

5. NCBI 蛋白结构数据库

NCBI 蛋白结构数据库（http://www.ncbi.nlm.nih.gov/）包括由 X 射线衍射和磁共振实验得到的所有蛋白质生物分子三维结构，与原始的蛋白质数据库相比，其增加了一些附加信息：经程序验证的显性化学图像信息、一致的二级结构衍生定义、与 MEDLINE 相匹配的引用、基于源自生物实体的蛋白质或核酸链进行分类的分子匹配。

（三）图谱数据库

图谱数据库主要收录基因组图谱数据，如遗传图谱、物理图谱、转录图谱和序列图谱。

（四）突变数据库

突变数据库主要收录基因突变及多态性数据，有综合性和特殊位点突变数据库两种。

（五）文献数据库

文献数据库主要收录各种与生物信息有关的文献。

（六）免疫学数据库

1. IMGT

IMGT 数据库是关于免疫球蛋白、T 细胞受体、主要组织相容性复合体及人类和哺乳动物免疫系统相关蛋白的综合数据库，由序列数据库、基因组和结构数据库、网站资源数据库和各种研究工具数据库组成。（http://imgt.cines.fr）

2. dbMHC

dbMHC 数据库提供人类组织相容性抗原（HLA）的序列数据和临床上干细胞移植及风湿性关节炎等数据，也提供全世界 90 多个人群的 HLA 位点、等位基因和单倍型频率的遗传检测工具。（http://www.ncbi.nlm.nih.gov/mhc/）

三、生物信息学数据库的检索

主要检索系统和工具包括：

（1）Entrez（National Center for Biotechnology Information，NCBI）。

（2）SRS（European Bioinformatics Institute，EBI）。

（3）ExPasy Expert Protein Analysis System（Swiss Institute of Bioinformatics，SIB）。

【强化训练】

一、单项选择题

1. 以下能申请授予专利权的是_____。

A. 疾病的诊断方法 B. 药品的制造方法

C. 疾病的治疗方法 D. 破坏防盗门的工具

E. 植物品种

2. 国家标准的年限一般为_____年。

A. 3 B. 5 C. 10 D. 20

3. 以下哪项不属于学位论文的特点是_____。

A. 具有一定原创性，有独到见解 B. 学术性

C. 选题新颖 D. 内容较系统、全面、成熟、可靠

4. 全国唯一负责全面收藏和整理我国学位论文的专门机构和负责全面收藏博士后研究报告的专门机构是_____。

A. 中国国家图书馆博士论文数据库 B. CALIS

C. 万方 D. CNKI

5. 某学生想在 CNKI 中国博硕士学位论文全文数据库中查找其他人在肿瘤药物（antineoplastic drug）耐药性（multidrug resistance）领域的研究成果，较佳的检索操作是_____。

A. 在"主题"检索字段后键入"肿瘤药物"和"耐药性"，逻辑关系选择 AND

B. 在"全部"检索字段后键入"肿瘤药物"和"耐药性"进行模糊检索，逻辑关系选择 AND

C. 在"主题"检索字段后键入"肿瘤药物"和"耐药性"，逻辑关系选择 OR

D. 在"全部"检索字段后键入"肿瘤药物"和"耐药性"进行模糊检索，逻辑关系选择 OR

6. 下列_____是《化学文摘》特有的检索途径。

A. KEYWORD B. AUTHOR

C. FORMULA D. SUBJECT

7. _____是世界最大的化学文摘库，被誉为"打开世界化学化工文献大门的钥匙"。

A. 科学引文索引（SCI） B. 化学文摘（CA）

C. 生物学文摘（BIOSIS） D. 世界药学文摘（IPA）

8. Explore Reactions，可通过_____进行检索。

A. 化学结构 B. 反应结构 C. 分子式 D. 物质检索

9. SciFinder Scholar 的子数据库中用于检索化学反应的是_____。

A. CA plus^{SM} B. CASREACT

C. CAS Registry^{SM} D. CHEMCAT

二、多项选择题

1. 中国国家知识产权局使用国际专利分类法对_____进行分类。

A. 发明文献 B. 外观设计文献

C. 实用新型文献 D. 所有专利文献

E. 专利说明书

2. 我国现有的专利类型有_____。

A. 发明专利 B. 植物专利

C. 实用新型专利 D. 外观设计专利

3. CNKI 中国博硕士学位论文全文数据库包括_____。

A. 中国博士学位论文全文数据库 B. 中国优秀硕士学位论文全文数据库

C. 中国学位论文全文数据库 D. 中国国家图书馆博士论文数据库

4. 下列数据库中，_____可查找学位论文。

A. CNKI B. CBM

C. 维普中文科技期刊数据库 D. 万方数据库

5. 万方数据中国学位论文全文数据库的检索方式有哪些有_____。

A. 基本检索 B. 高级检索 C. 专业检索 D. 分类检索

6. 可以查找国内学位论文的数据库有_____。

A. CNKI 中国博硕士学位论文全文数据库

B. 万方数据中国学位论文全文数据库

C. NSTL 中文学位论文

D. 中国国家图书馆博士论文数据库

E. CALIS 学位论文中心服务系统

F. 读秀学位论文数据库

7. 可以查找国外学位论文的数据库有_____。

A. CALIS 学位论文中心服务系统 B. 万方数据库

C. ProQuest 学位论文检索系统 D. NDLTD 学位论文库

8. SciFinder Scholar 的检索途径有_____。

A. Explore B. Locate C. Browse D. Keep Me Posted

9. Explore 检索包括_____。

A. Explore Literature B. Explore Substances

C. Explore Reaction D. Explore Sequence

10. 下列属于 Explore Substances 检索途径的有_____。

A. 研究课题 B. 反映结构 C. 化学结构 D. 分子式

三、填空题

会议文献可分为 _____、_____、_____ ；它的特点是 _____、_____、_____。

各国对授予专利权的发明均要求具备"三性"，一项发明创造要获得专利权必须具备_____、_____和_____。

IPC 分类表由_____部分册和_____部使用指南组成。

IPC 分为_____、_____、_____、_____、_____5 级类目。

标准文献可分为具有法律属性的_____和非强制性的_____。

标准文献一般由_____制定和发布，因而具_____。

标准文献有固定的代号，且格式整齐划一，即格式为"_____＋_____＋_____"。

Explore 检索中的 Explore Literature 提供了_____、_____、_____三种检索途径。

Locate 检索分为两种检索，分别是_____、_____。

CA 数据库把记录分为_____和_____两个部分。

rtf 文件可打印、修改，每次存储文献数量不得大于_____条，且存储的文件名称、所属文件夹都需要用_____。

Browse 检索用于检索化学相关的信息，主要提供检索_____。

四、判断题

标准是由公认机构批准，共同使用和重复使用的一种规范性文件。因此它的内容固定不变。　　　　　　　　　　　　　　　　　　　　　　　　　　　　（　　）

五、简答题

1. 参加学术会议有助于促进学术交流、共享科研成果、掌握专业发展动态，为进一步的专业研究和学术交流积累信息。若想要及时了解国内外即将举行的学术会议信息作为参加学术会议的指南，可通过哪些网络资源获取相关信息？

2. 请简析专利的含义。

3. 专利的特点有哪些？

4. 试简述一个完整的国际专利分类号的组成结构。

5. 标准文献的作用有哪些？

6. 利用 ProQuest 学位论文检索系统检索哈佛大学（Harvard University）在2012—2015 年涉及严重急性呼吸综合征（SARS）的相关研究的博士论文，请写出检索到的第一篇文献的题目。

7. 简述学位论文的特点有哪些？

8. 用 Explore Substances 检索，在输入分子式时须注意哪些规则？

第六章 循证医学证据检索

【学习目标】

一、知识目标

掌握：基于研究设计方案的证据分级；临床证据检索的基本思路、基本步骤；各类重要循证医学数据库的特点、收录范围、证据检索的步骤与方法。

熟悉：Ovid、Web of Science、Clinical Evidence、ACP Journal Club、BMJ Best Practice、万方数据库等循证医学数据库的检索；基于研究设计方案的证据分类；证据的来源及一次、二次研究证据的概念。

了解：循证医学的基本概念、实践循证医学的基本步骤；循证医学产生和发展的背景及对临床医学发展的影响；证据的常见类型；循证医学证据检索的目的和意义、循证医学检索的特点等。

二、技能目标

通过学习循证医学基本概念及基础知识，为今后进一步的学习和研究打下基础。

三、教育目标

通过学习循证医学的基础知识，培养学生的科学探索精神，建立循证医学的意识，树立谨慎、严谨和求实的学风。

培养学生养成较强的信息意识及严谨的科学研究态度。

通过对循证医学发展和定义的学习，强调慎重、准确和明智的科研思想，强调将最好的研究证据与医生技能、患者期望和价值观三者结合。

【主要知识框架】

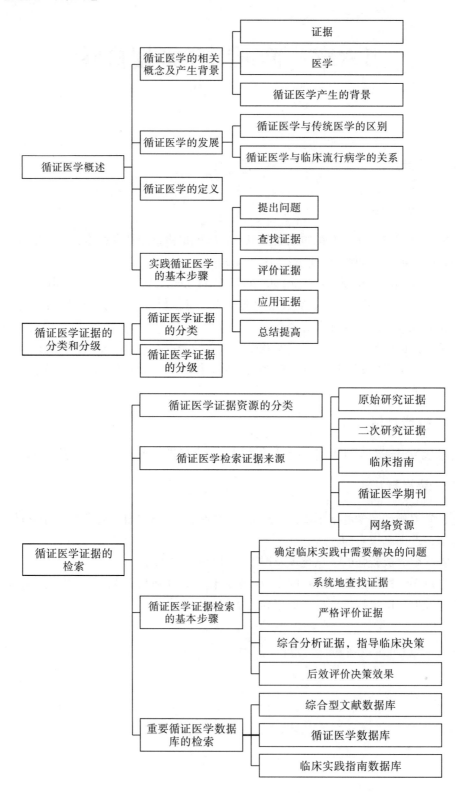

【重点内容】

第一节　循证医学概述

一、循证医学的相关概念及产生背景

（一）证据

在《现代汉语词典》中，"证据"是"能够证明某事物的真实性的有关事实和材料"。用甲事物能证明乙事物的真实性，甲事物是乙事物的证据。

（二）医学

在《现代汉语字典》中，"医学"是一门与治疗、缓解和预防疾病以及恢复和保持健康有关的科学和技巧。

（三）循证医学产生的背景

（1）传统医学"循证"的局限性。
（2）医学模式的转变。
（3）人类疾病谱发生变化。
（4）临床科研方法学兴起。
（5）信息与网络的迅猛发展。
（6）临床医生面临新的挑战。
（7）医疗费用有待优化。
（8）医患矛盾受到关注。

二、循证医学的发展

（一）循证医学与传统医学的区别

循证医学与传统医学的区别见表6-1。

表6-1　循证医学与传统医学的区别

	传统医学	循证医学
证据来源	动物实验、实验室研究、零散临床研究、专家和教科书	临床试验、系统综述、临床指南等
收集证据	不系统、不全面	系统、全面
评价证据	不重视	严格的证据评价及分类

	传统医学	循证医学
判效指标	关心疾病、病人临床表现和实验室指标改善，用症状改善、实验室检验结果变化评价治疗效果	以终点指标为主要指标，即用重要临床事件发生率、病死率、致残率、生存时间、生存质量、预后指标等为观察指标
诊治依据	基础研究	最佳临床研究证据
医疗模式	疾病/医生为中心	患者为中心

（二）循证医学与临床流行病学的关系

循证医学是临床流行病学的一种实践和应用，是临床流行病学从临床科研方法学过渡为临床实践方法学的一个飞跃。

临床流行病学是循证医学的理论基础，是实践循证医学的基本方法学。

循证医学与临床流行病学是不可分割的一个整体。没有临床流行病学的基础，就谈不上循证医学的实施。离开临床流行病学去谈循证医学，就等同于无米之炊。

三、循证医学的定义

循证医学是指慎重、准确和明智地应用当前所能获得的最佳的研究依据，同时结合临床医生的个人专业技能和多年临床经验，考虑患者的权利、价值和期望，将三者完美地结合以制定出患者的治疗措施。

循证医学三要素包括：①高质量的临床研究证据；②医生的临床经验；③充分考虑患者的选择。

四、实践循证医学的基本步骤

（1）提出问题（ask questions）。

应包括以下内容（PICOS）：

① 受试者是什么人？（participants，patients）；

②干预措施是什么？（interventions）；

③比较对象是什么？（comparison）；

④临床结局是什么？（outcomes）；

⑤研究设计是什么？（study，setting）。

（2）查找证据（acquire the evidence）。

（3）评价证据（appraise the evidence）。

（4）应用证据（apply the evidence）。

（5）总结提高（assess effectiveness，efficiency of EBM process）。

第二节　循证医学证据的分类和分级

一、循证医学证据的分类

循证医学证据的分类见表 6-2。

表 6-2　证据的分类

按研究方法	按研究问题	按用户需要	按获得渠道
原始临床研究证据	病因	系统评价	公开发表的临床研究
随机对照试验	诊断	临床实践指南	灰色文献
队列研究	预防	卫生技术评估	学位论文
病例对照研究	治疗	健康教育材料	会议资料
无对照研究	预后	在研临床研究	内部刊物
二次临床研究证据			未刊稿
系统评价			
Meta 分析			
临床实践指南			
卫生技术评估			

二、循证医学证据的分级

循证医学证据的分级见表 6-3。

表 6-3　证据的分级

推荐分级	证据水平	治疗、预防、病因的证据
I	Ⅰa	多个随机对照试验（RCT）的系统综述
	Ⅰb	单项 RCT［95％置信区间较窄］
	Ⅰc	全或无的病例系列，即必须满足下列要求： ①用传统方法治疗，全部患者残废或治疗失败，而用新的疗法后，有部分患者存活或治愈（如结核病、脑膜炎的化学治疗或心室颤动的除颤治疗）；或②应用传统方法治疗，许多患者死亡或治疗失败，而用新疗法无一死亡或治疗失败
II	Ⅱa	队列研究的系统综述
	Ⅱb	单项队列研究（包括质量较差的 RCT，如随访率<80％）
	Ⅱc	结局研究

续表6-3

推荐分级	证据水平	治疗、预防、病因的证据
Ⅲ	Ⅲa	病例对照研究的系统综述
	Ⅲb	单项病例对照研究
Ⅳ		系列病例分析及质量较差的病例对照研究
Ⅴ		没有分析评价的专家意见

第三节 循证医学证据的检索

一、循证医学证据资源的分类

循证医学证据资源分类的"4S"模型及"5S"模型示意图见图6-1、图6-2。

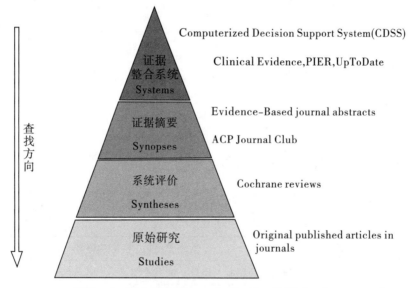

© Elsevier Ltd-2019.Straus S, Glasziou P, Richardsonws, et al. Evidence-based medicine How to Practice and teach EBM[M]. 5th ed. Toronto: Elsevier, 2018.

图6-1 "4S"模型

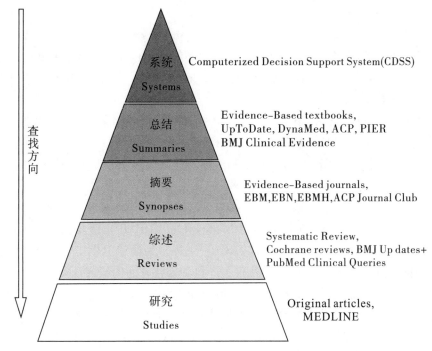

© Elsevier Ltd-2019.Straus S, Glasziou P, Richardsonws, et al.
Evidence-based medicine How to Practice and teach EBM[M]. 5th ed.
Toronto: Elsevier, 2018.

图6-2 "5S"模型

二、循证医学检索证据来源

（一）原始研究证据

（1）PubMed/MEDLINE 数据库。

（2）Embase 数据库（Embase Database）。

（3）中国生物医学文献数据库（CBM）。

（4）中国期刊全文数据库（CJFD）。

（5）中国循证医学/Cochrane 中心数据库（CEBM/CCD）：是由中国循证医学/Cochrane 中心组织建立和更新的收录中文发表的临床干预性随机对照试验和诊断试验研究结果的数据库。

（6）国立研究注册（The National Research Register，NRR）：是收录由英国国立卫生服务部（NHS）资助或关注的在研或新近完成的临床试验的数据库。

（二）二次研究证据

（1）Cochrane 图书馆（Cochrane Library，CL）。

（2）循证医学评价（Evidence-Based Medicine Reviews，EBMR）数据库。

（3）BMJ 最佳证据（BMJ Best Practice）。

（三）临床指南

（1）美国国立临床诊疗指南数据库（NGC）：循证临床实践指南数据库，由美国卫生健康研究与质量机构（AHRQ）、美国医学会（AMA）和美国卫生健康计划协会（AAHP）联合创立。

（2）英国库指南（Guidelines）：是经过严格评价筛选的临床实践指南数据库，英国牛津医学科学研究院（IHS）制作。

（3）中国临床指南文库（CGC）：中国医师协会循证医学专业委员会制作。

（四）循证医学期刊

（1）循证医学杂志（Evidence-Based Medicine）：由 BMJ 出版集团和美国内科医生学院（American College of Physicians，ACP）主办。为医疗卫生工作者从大量国际性医学杂志中筛选和提供全科、外科、儿科、产科和妇科方面的研究证据。

（2）循证护理杂志（Evidence-Based Nursing）：由英国皇家护士学院和 BMJ 出版集团联合主办。是一个提供与护理相关的最佳研究和最新证据的高质量国际性新杂志。

（3）循证卫生保健杂志（Evidence-Based Health Care）：由英国出版。旨在为健康卫生管理者和决策者提供健康保健金融、组织和管理方面的最佳证据。

（4）其他期刊：中国循证医学杂志、循证医学杂志、中国循证儿科杂志、中国循证心血管医学杂志。

（五）网络资源

（1）NIH 临床试验数据库：http://www. clinicaltrials. gov/ 。

（2）Cochrane 临床对照试验注册中心：http://www. cochrane. org/。

（3）WHO 临床试验注册平台：http://www. who. int/ictrp/en/。

（4）中国临床试验注册中心：http://www. chictr. org/cn/。

三、循证医学证据检索的基本步骤

（一）确定临床实践中需要解决的问题

构建临床问题的 PICO 原则（精炼检索词）：①确定问题的对象（patient or population，P）；②相关的干预措施（intervention，I）；③比较对象（comparison，C）；④结果（outcome，O）。

（二）全面系统地查找证据

（1）选对数据库，根据"4S"模型逐级检索：使用联合搜索引擎。

（2）制订检索方案：①选择检索词，依据 PICO 原则进行分解；②合理使用主题词、副主题词、自由词等；③合理使用"AND""OR""NOT"等逻辑运算符；④配合限定字段检索等。

（三）严格评价证据

（1）初筛临床研究证据的真实性和相关性。
（2）确定研究证据的类型。
（3）根据研究证据的类型进行评价。

（四）综合分析证据，指导临床决策

（1）检索方案的修正。检索方案的修正过程也就是检索词和检索策略重新调整的过程。
（2）提高文献的查全率。常用的方法是主题词表的合理使用，以及自由词、"OR"运算符、截词符、通配符等的选用。
（3）提高文献的查准率。常用的方法是主题词表的合理使用、限定字段检索，以及"AND""WITH""NEAR""NOT"等运算符的选用。

（五）后效评价决策效果

（1）由证据的最终使用者仔细阅读所获文献的题目和摘要，结合具体的临床问题进行最后的筛选。
（2）根据具体临床问题所需证据的评价原则逐一分析文献结果的真实性、临床重要性、可靠性和适用性。
（3）确定能否正确回答相应的临床问题并指导临床实践。

三、重要循证医学数据库的检索

（一）综合型文献信息数据库

（1）PubMed：美国国家医学图书馆（NLM）下属国家生物技术信息中心开发的基于互联网页面（Web）的检索系统，是 NCBI Entrez 目录式检索系统的重要组成部分。
（2）Embase：是 Elsevier 公司出品的荷兰医学文摘的线上数据库。是世界上最有影响的医学二次文献数据库之一，它提供世界范围内的生物医学和药学文献，被认为是关于人类医学及相关学科文献的一种重要的综合性索引，是医学领域著名的四大检索工具之一。收录期刊超过 8600 种。
（3）BIOSIS Citation Index（BCI）：涵盖了传统生物学和生物医学领域的原始研究报告和综述，还包含了有关重大生物学研究、医学研究发现和新生物体发现的主要期刊文献的参考文献。
（4）MEDLINE：由美国国家医学图书馆国家及合作机构编制的关于生命科学（包括生物医学、生物工程、公共健康、临床护理，以及植物科学和动物科学等）的文献数据库。
（5）Web of Science：为大型综合性、多学科、核心期刊引文索引数据库，包括：三大期刊引文数据库（SCI、SSCI、A&HCI），两个化学信息事实型数据库（CCR、

IC），两个会议论文引文数据库（CPCI-S、CPCI-SSH），三种专科引文索引数据库（BioSciences Citation Index、ChemSciences Citation Index、Clinical Medicine Citation Index）。

（二）循证医学数据库

（1）BMJ Clinical Evidence：是 BMJ 出版集团的产品之一，是一个持续更新的有关常见临床干预影响临床实证的较好资源。提供病症的概述，以及用于该病症的预防和治疗干预手段的优缺点；强调支持特定干预手段的最佳可得实证，重在为患者带来最佳结果；涵盖了治疗和护理中所见到的常见病症。

（2）PIER（Physician's Information and Education Resourse）：又称医师信息和教育资源，是目前重要的循证医学资料库。

（3）UpToDate：事实型医学数据库，提供实时循证医学及临床医疗信息。

（4）ACP Journal Club：又称《美国内科医师学会杂志俱乐部》杂志，是由美国内科医师学会创建的一本典型的循证医学期刊。

（5）ACP Journal Club Essential Evidence PLUS™（EE+）：先前叫作"InfoPOEMS"和"InfoRetriever"，是收集 Wiley-Blackwell 公司所有的循证医学信息的数据库。

（6）BMJ Best Practice：2009 年由 BMJ 出版集团推出，它将最新的研究证据、指南和专家意见整合，以标准结构显示，涵盖了诊断、预后、治疗和预防等各个方面的数据资料。

（7）Clin-eGuide：是由美国斯坦福大学开发的网上临床知识系统，其内容涉及临床实证医学、药学等。

（8）Micromedex：1974 年成立于美国费城，美国 87% 的中大型医院都使用该数据库。该数据库及时地对大量药品信息进行整合收集，是公认的最准确的药品信息资源。

（9）The Cochrane Library：Cochrane 是一个国际组织，在英国合法注册为英国慈善机构和责任有限公司，是一个包含不同类型的高质量独立证据、为医疗保健决策提供信息的数据库合集。Cochrane 图书馆包括 Cochrane 系统综述数据库（Cochrane Database of Systematic Reviews，CDSR）、Cochrane 对照试验中心注册库（Cochrane Central Register of Controlled Trials，CENTRAL）和 Cochrane 临床问答。同时，其还具有对外部数据库结果的联合检索功能。

（三）临床实践指南数据库

（1）美国国家指南（U.S. National Guideline Clearinghouse，NGC）数据库：http://www.guideline.gov。

（2）循证医学指南（Evidence-Based Medicine Guidelines）：https://www.ebm-guidelines.com/dtk/ebmg/home。

【强化训练】

一、名词解释

1. 循证医学

2. 系统评价

3. Meta 分析

4. 发表偏倚

5. 失效安全数

6. 敏感性分析

二、单项选择题

1. 循证医学就是（　　　）

A. 系统评价　　　　　　　　　　B. Meta 分析

C. 临床流行病学　　　　　　　　D. 查找证据的医学

E. 最佳证据、临床经验和病人价值的有机结合

2. 循证医学实践的核心是（　　　）

A. 素质良好的临床医生　　　　　B. 最佳的研究证据

C. 临床流行病学基本方法和知识　D. 患者的参与和合作

E. 必要的医疗环境和条件

3. 循证医学所收集的证据中，质量最佳者为（　　　）

A. 单个的大样本随机对照试验

B. 队列研究

C. 病例对照研究

D. 基于多个质量可靠的大样本随机对照试验所做的系统评价

E. 专家意见

4. Meta 分析在合并各个独立研究结果前应进行(　　)

A. 相关性检验　　　B. 异质性检验　　　C. 回归分析

D. 图示研究　　　E. 标准化

5. 异质性检验的目的是(　　)

A. 评价研究结果的不一致性

B. 检查各个独立研究的结果是否具有一致性（可合并性）

C. 评价一定假设条件下所获效应合并值的稳定性

D. 增加统计学检验效能

E. 计算假如能使研究结论逆转所需的阴性结果的报告数

6. 发表偏倚是指(　　)

A. 有"统计学意义"的研究结果较"无统计学意义"和无效的研究结果被报告和发表的可能性更大

B. 世界上几个主要的医学文献检索库绝大部分来自发达国家，发展中国家比例很小

C. 研究者往往根据需要自定一个纳入标准来决定某些研究的纳入与否

D. 研究结果的筛选过程中筛选者主观意愿的影响而引入的偏倚

E. 只检索了某种语言的文献资料

7. 失效安全数主要用来估计(　　)

A. 文献库偏倚　　　　　　　　　　B. 发表偏倚

C. 纳入标准偏倚　　　　　　　　　D. 筛选者偏倚

8. 失效安全数越大，说明(　　)

A. Meta 分析的各个独立研究的同质性越好

B. Meta 分析的各个独立研究的同质性越差

C. Meta 分析的结果越稳定，结论被推翻的可能性越小

D. Meta 分析的结果越不稳定，结论被推翻的可能性越大

E. Meta 分析的结果可靠性越差

9. 如果漏斗图呈明显的不对称，说明(　　)

A. Meta 分析统计学检验效能不够

B. Meta 分析的各个独立研究的同质性差

C. Meta 分析的合并效应值没有统计学意义

D. Meta 分析可能存在偏倚

E. Meta 分析的结果更为可靠

10. Meta 分析过程中，主要的统计内容包括(　　)

A. 对各独立研究结果进行异质性检验，并根据检验结果选择适当的模型加权整合各研究的统计量

B. 对各独立研究结果进行异质性检验和计算失效安全数

C. 计算各独立研究的效应大小后按 Mental-Haenszel 法进行合并分析

D. 计算各独立研究的效应大小和合并后的综合效应

E. 对各独立研究结果进行异质性检验和 Mental-Haenszel 分层分析

11. Meta 分析中敏感性分析主要用于（　　）

A. 控制偏倚　　　　　　B. 检查偏倚　　　　C. 评价偏倚的大小

D. 计算偏倚的大小　　　E. 校正偏倚

12. 下列说法错误的是（　　）

A. 循证医学实践得到的最佳证据在用于具体病人的时候具有特殊性，必须因人而异

B. 循证医学实践将为临床决策提供依据，因此唯一强调的是证据

C. 循证医学不等于 Meta 分析

D. 循证医学实践不一定会降低医疗费用

E. 循证医学实践得到的证据并非一成不变

三、多项选择题

1. 下列说法正确的是（　　）

A. 循证医学实践的第一步是全面收集证据

B. 循证医学的核心是医师的良好技能

C. 循证医学强调的是科学证据及其质量，因此医师的经验可以忽略

D. 循证医学注重后效评价，止于至善

E. 循证医学不能解决所有的临床问题

2. 下列说法错误的是（　　）

A. 循证医学不否定医师个人经验，但绝不盲从经验

B. 循证医学实践可以解决所有的临床问题

C. 只要掌握了系统评价过程，也就掌握了循证医学实践的全部

D. 实施循证医学意味着医生要结合当前最好的研究证据、临床经验和病人的意见

E. 当高质量的研究证据不存在时，前人或个人的实践经验可能是目前最好的证据

3. 循证医学发展的背景包括（　　）

A. 按传统方法解决临床问题有一定局限

B. 繁忙的临床工作与知识的快速更新和扩容形成的尖锐矛盾

C. 日益尖锐的卫生经济学问题对平衡价格/效益的依据提出了更严格的要求

D. 临床治疗由单纯的症状控制转向对治疗转归与质量的重视

E. 市场经济的冲击，可能使一些医生因追求商业利益而热衷于可能没有验证也没有结果的治疗

4. Meta 分析的目的是（　　）

A. 增加检验效能　　　　　　　　B. 定量估计研究效应的平均水平

C. 评价研究结果的不一致性　　　D. 寻找新的假说和研究思路

E. 估计偏倚大小

5. 进行 Meta 分析时，如果纳入和排除标准制定过严，那么（　　）

A. 各独立研究的同质性很好

B. 符合要求的文献很多

C. 可能会失去增加统计学功效、定量估计研究效应平均水平的意义

D. 降低了 Meta 分析结果的可靠性和有效性

E. 没有影响

6. 下列说法错误的是（　　　）

A. Meta 分析是一种观察性研究

B. Meta 分析能排除原始研究中的偏倚

C. Meta 分析的目的是比较和综合多个同类研究的结果

D. 针对随机对照试验所做的 Meta 分析结论更为可靠

E. Meta 分析结果的真实性与各个独立研究的质量没有关系

7. 下列说法正确的是（　　　）

A. Meta 分析是一种观察性研究

B. Meta 分析一般不对各独立研究中的每个观察对象的原始数据进行分析

C. 报告 Meta 分析结果时，可不考虑研究背景和实际意义

D. Meta 分析的结论推广时应注意分析干预对象特征、干预场所、干预措施以及依从性等方面的差异

E. Meta 分析可能得不出明确的结论

四、简答题

1. 循证医学的基础是什么？

2. 循证医学实践的目的是什么？

3. 循证医学实践的基本步骤有哪些？

4. 循证医学如何评价证据是否最佳？

5. Meta 分析的目的是什么？

6. 进行 Meta 分析的指征是什么？

7. Meta 分析的基本步骤是什么？

8. 研究证据的来源有哪些？

五、论述题

1. 从发展的观点出发试说明循证医学的局限性。

2. 试论述循证医学、临床流行病学和系统评价之间的联系和区别。

3. 试阐述循证医学与传统医学的区别。

第七章　图书馆资源利用

【学习目标】

一、知识目标

掌握：参考工具书的定义、类型、特点，以及医学参考工具书的应用。

熟悉：图书馆图书的分类、排架和查找方法；图书馆馆藏目录检索平台的使用方法。

了解：图书馆服务及资源类型。

二、技能目标

能够根据图书在《中国图书馆分类法》中所属的类目到书库中查找图书。

能够利用馆藏目录检索平台获取图书的索书号，再根据索书号到书库中查找图书。

能够正确使用医学参考工具书查找所需的知识或资料。

三、教育目标

通过对图书馆服务及资源类型的介绍，让学生对图书馆这一重要科学、文化、教育机构的全貌有一个清晰的认识。

通过对图书分类法和馆藏目录检索平台的学习，强化学生对于找对方法工具、避免盲目行动的重要性的认识。

教会学生合理分析检索需求和正确选择参考工具书，帮助学生形成勤于分析问题的习惯和善于选用工具的能力。

【主要知识框架】

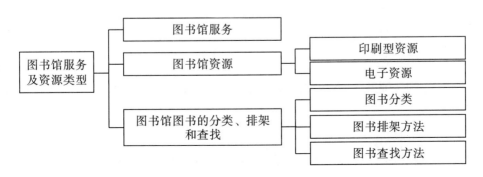

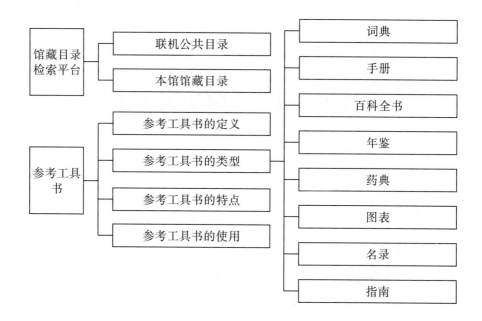

【重点内容】

第一节　图书馆服务及资源类型

一、图书馆服务

（1）流通服务：图书的外借和阅览是图书馆提供的最基本的服务。

（2）信息咨询服务与知识服务：包括文献检索、定题服务、跟踪服务、网络信息导航、专题信息推送、信息编译、查收查引、代查代译、出具科技查新报告等。

（3）读者培训与信息素质教育：包括开展新生培训、开设医学文献检索与利用课程、举办不同层次的培训班和讲座等。

（4）移动图书馆和微信公众平台服务。

二、图书馆资源

（一）印刷型资源

1. 图书

具有完整的装帧形式，内容较成熟、系统、全面，是系统学习和掌握各门科学知识最重要的资源。

2. 连续出版物

连续出版物包括期刊和报纸。其中，科技期刊由于出版周期较短、专业性强、内容新颖，成为人们获得最新科研成果信息的主要信息源。

3. 特种文献

特种文献是指出版形式比较特殊的文献，包括专利文献、会议文献、科技报告、标准文献、学位论文、国际机构和政府出版物、技术档案和产品资料等。

（二）电子资源

（1）电子期刊：Ovid、Wiley、Karger、Springer 等数据库为读者提供了外文期刊的检索和利用，中国知网、维普资讯和万方数据旗下的期刊数据库则是中文期刊全文数据库的代表。

（2）电子图书：目前我国的电子图书主要有超星电子书、方正阿帕比（Apabi）电子书、书生之家电子书等。

（3）考试和学习资源。

（4）多媒体资源。

三、图书馆图书的分类、排架和查找

（一）图书分类

为了便于读者查找，图书馆根据图书的内容特征进行分类编目，赋予其唯一的馆藏代码——索书号。索书号一般由分类号（字母）和著者号（数字）两部分组成。

（二）图书排架方法

图书的排架按索书号的"字母＋数字"的顺序，在书架上从上到下、从左到右排列。分类号逐位比大小，著者号整体比大小，字母单独比较。

（三）图书查找方法

查找图书馆馆藏图书的方法一般有两种：一种是确定要查找的图书应归在《中国图书馆分类法》中的哪个基本类目后，直接到书库中查找；另一种是先利用馆藏目录查到要找图书的索书号，再根据索书号到书库中索取。

第二节　馆藏目录检索平台

一、联机公共目录

联机公共目录（online public access catalog，OPAC）是由一个或多个图书馆编制，反映图书馆各种文献入藏情况的书目数据库。它是获取原文、进行馆际互借和原文传递的必备工具。

二、本馆馆藏目录

一般情况下，在图书馆主页上点击"馆藏目录"，即进入本馆馆藏目录查询系统。（使用方法详见教材图示）

第三节　参考工具书

一、参考工具书的定义

参考工具书（reference books）是根据一定的社会需要，广泛汇集某一范围的知识或资料，加以浓缩，并按特定的方法排检，专供查阅、参考的特殊类型的图书。

参考工具书与文献检索工具用途不同。文献检索工具用于完成文献检索，属于二次文献；而参考工具书用于完成事实检索和数据检索，属于三次文献。

二、参考工具书的类型

（一）词典

词典（dictionary）是汇集某一领域的词汇、术语及短语，并解释其概念、意义和用法的工具书。

用途：①学习语言；②查阅专业术语的解释。

（二）手册

手册（handbook、manual）是汇集某一领域内经常需要查阅的基本资料和数据，供手头随时翻检的工具书。

用途：查阅某一专科领域的基本知识、数据、公式、工作常规等。

（三）百科全书

百科全书（encyclopaedia）是汇集百科、分类叙述，按词典形式编排的大型工具书，素有"工具书之王"的美称。

用途：回答英语6个"w"的问题。是没有围墙的大学，是扩大知识面、获取相关知识最好的工具书。

（四）年鉴

年鉴（yearbook）是全面汇总某一领域过去一年内的大事要闻、进展动向、成果成就、统计资料等，按年度编辑出版的一种动态性工具书。

用途：查阅某一领域某一年内发生的重大事件、最新进展、最新成果、统计数据等。

（五）药典

药典（pharmacopoeia）是由政府机构颁布或由政府批准发行的关于药品标准的法典，具有法律效力。

用途：查找药品标准、药物知识。

（六）图表

图表（atlas、diagrams）是用图形或表格的形式直观地反映客观事物和科学知识，并配以简要通俗的文字说明的特定类型的参考工具书。

用途：查找直观形象、简明清晰的科学知识。

（七）名录

名录（directory）是用于查找有关人物或机构背景资料的工具书。

用途：查找有关人物或机构的背景资料，如人物生平，机构通信地址、简况、业务现状等。

（八）指南

指南（guide）是为解决疑难问题指明解决方法、途径，提供相关资料的工具书。

用途：为解决疑难问题提供方法和途径。

三、参考工具书的特点

（1）信息密集。

（2）概括性强。

（3）查考为主。

（4）方便检索。

四、参考工具书的使用

（1）查医学缩略语→词典（缩略语词典）。

（2）查医学专业常用数据、公式、工作常规→手册。

（3）查医学统计资料→年鉴。

（4）查药学资料→药典。

（5）查医学图像资料→图表（医学图谱、医学地图集）。

（6）查医学机构资料→名录（机构名录）。

（7）查医学名词术语→词典、手册、百科全书。

（8）查医学大事件→年鉴、图表（医史年表）、百科全书。

（9）查医疗卫生法规→药典、年鉴。

（10）查医学人物资料→名录（人名录、人物传记）、百科全书、年鉴。

【强化训练】

一、单项选择题

1. _____是收集、整理和保存文献资料并向读者提供使用服务的科学、文化、教育机构，具有保存人类文化遗产、进行社会教育、传递科学情报、开发智力资源等主要的社会职能。

A. 图书馆　　　　B. 科技馆　　　　C. 博物馆　　　　D. 美术馆

2. _____由于出版周期短、通报速度快、专业性强、内容新颖，是人们获得最新科研成果的主要信息源。

A. 图书　　　　B. 科技期刊　　　　C. 学位论文　　　　D. 专利文献

3. 索书号为 R63/G011、R541.04/Y274、R541.04/Z124 的三本书，排架的先后顺序应为_____。

A. R63/G011、R541.04/Z124、R541.04/Y274

B. R541.04/Y274、R541.04/Z124、R63/G011

C. R541.04/Z124、R541.04/Y274、R63/G011

D. R541.04/Y274、R63/G011、R541.04/Z124

4. 下列哪项是由政府机构颁布或批准出版、具有法律效力的文献？_____

A. 会议文献　　　　B. 年鉴　　　　C. 专利说明书　　　　D. 药典

5. 要查找某一专业名词术语的解释可使用_____来完成。

A. 年鉴　　　　B. 专业词典　　　　C. 指南　　　　D. 药典

6. 下列文献类型中不属于三次文献的是_____。

A. 百科全书　　　　B. 年鉴　　　　C. 会议文献　　　　D. 词典

7. 查找本专业经常使用的基本知识、常用数据、公式，宜使用_____来完成。

A. 词典　　　　B. 年鉴　　　　C. 手册　　　　D. 名录

8. _____不属于参考工具书。

A. 索引　　　　B. 手册　　　　C. 名录　　　　D. 指南

9. 查找心率的概念、心率的正常范围，与心动过速治疗方法相关的文献，分别使用_____。

A. 文献检索工具、参考工具书、文献检索工具

B. 参考工具书、参考工具书、文献检索工具

C. 文献检索工具、参考工具书、参考工具书

D. 参考工具书、文献检索工具、文献检索工具

10. _____可用于查找某一年内的国内外重大事件，以及各学科的进展、新知识、新资料。

A. 年鉴　　　　B. 图谱　　　　C. 词典　　　　D. 手册

二、多项选择题

1. 事实检索和数据检索主要使用_____来完成。

A. 百科全书、年鉴、手册　　　　　B. 索引

C. 文摘　　　　　　　　　　　　　D. 词典、指南、名录、图表

2. 参考工具书的特点有_____。

A. 信息密集　　　　　　　　　　　B. 概括性强

C. 查考为主　　　　　　　　　　　D. 方便检索

3. 参考工具书提供某方面基本知识或资料线索的权威信息，是进行_____的重要工具。

A. 文献检索　　　　　　　　　　　B. 事实检索

C. 数据检索　　　　　　　　　　　D. 期刊检索

4. 查找医学人物资料，可以利用下列哪些参考工具书？_____。

A. 医学词典　　　　　　　　　　　B. 医学年鉴

C. 百科全书　　　　　　　　　　　D. 医学人名录

三、填空题

1. 为了便于读者查找，图书馆根据图书的内容特征进行分类编目，赋予其唯一的馆藏代码，即_____。

2. 查找某一领域内常用的基本资料和数据使用参考工具书中的_____来完成，查找某一领域某一年内发生的大事要闻、进展动向、成果成就、统计资料等使用参考工具书中的_____来完成，查找有关人物或机构的背景资料使用参考工具书中的_____来完成。

3. 手册的作用是供查找某一领域内_____，年鉴的作用是供查找_____，名录的作用是供查找_____。

4. 请写出至少五类参考工具书_____、_____、_____、_____、_____。

5. 文献按加工程度的不同，可分为四个层次。实验数据、观测记录属_____文献；年鉴、手册属_____文献；目录、索引属_____文献；期刊论文、科技报告属_____文献。

6. 若要查找药物标准，可使用参考工具书中的_____来完成。

四、名词解释

参考工具书

五、判断题

1. 索书号一般包括分类号和著者号两部分。　　　　　　　　　　（　　）

2. 图书的排架是按索书号的字母＋数字顺序，在书架上从上到下、从右到左排列。
（　　）

3. 利用馆藏目录检索平台可以快速找到所需图书的索书号，从而准确定位图书在书架上的位置。（　　）

4. 百科全书不仅能供我们学习阅读、开阔眼界、提高学识，还能提供一定的检索功能。（　　）

第八章　医学论文撰写

【学习目标】

一、知识目标

掌握：医学论文的结构；一般医学论文的基本格式；文内参考文献序号标引法。

熟悉：学位论文的基本格式；医学论文撰写的步骤和方法。

了解：医学论文的定义、特征及种类；学位论文造假行为相关规定，剽窃与合理引用的区别。

二、技能目标

能够采用正确的写作方法撰写出合乎规范的医学论文。

三、教育目标

通过对医学论文结构和基本格式的学习，使学生在撰写论文时能够持有严谨认真的态度。

通过对学位论文造假行为相关规定的学习和对剽窃与合理引用的了解，使学生在撰写论文时能够做到诚实守信，不触犯相关法律。

通过对医学论文特征的学习，使学生明白高水平的医学论文应具有创新性，从而培养学生撰写论文的创新意识和能力。

【主要知识框架】

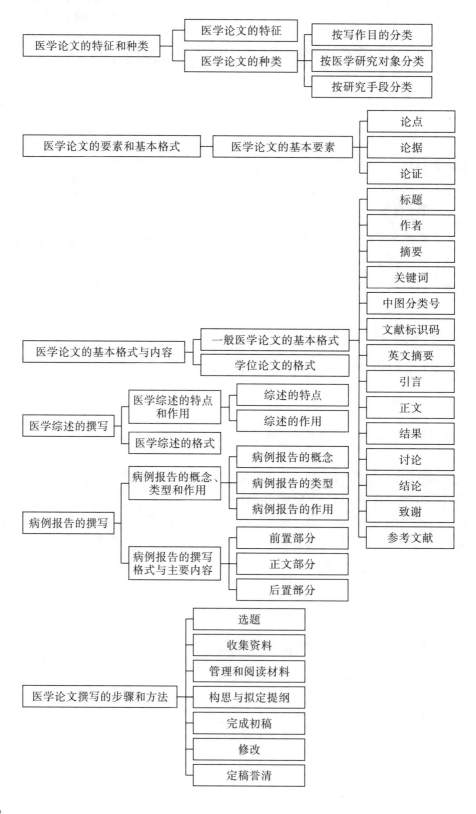

【重点内容】

第一节　医学论文的特征和种类

一、医学论文的特征

（1）科学性（scientificity）。

（2）创新性（creativity）。

（3）实践性（practicality）。

（4）学术性（academic property）。

（5）规范性（standardization）。

二、医学论文的种类

（一）按写作目的分类

按写作目的可分为学术论文（academic thesis/paper）和学位论文（dissertation/paper）。

（二）按医学研究对象分类

按医学研究对象分类，可分为基础医学论文和临床研究论文。临床研究论文又可分为：①病例报告；②系列病例报告；③调查报告；④病例对照研究论文；⑤队列研究论文；⑥非随机和随机对照试验研究论文；⑦文献研究论文。

（三）按研究手段分类

按研究手段分类可分为：①观察性研究论文；②实验性研究论文；③调查性研究论文。

第二节　医学论文的要素和基本格式

一、医学论文的基本要素

（一）论点

论点是贯穿整篇文章始终的中心思想，是论文的核心。

1. 论点的要求

论点必须准确地反映客观事物，揭示事物的本质和发展规律，着眼于当前医学界急需解决的客观问题。作者对所论证的问题，要明确清晰地表示肯定什么，否定什么，不能模棱两可。

2. 论点常见的问题

（1）论点不集中：一篇论文一般只能着重解决一两个问题，这是论文的重点和中心，而其他问题只能处于从属地位。

（2）论点片面：即作者对所论述的问题不做辩证的、全面的分析，未看到事物之间的内在联系。

（3）论点不鲜明：即对所论述的问题观点不鲜明。

（二）论据

论据是用以证明论点的材料和依据，是论点赖以成立的基础，是论文的重要组成部分。其主要来源于 3 个方面：

1. 客观事实

以客观事实作为论据，使用经过调查研究，与论点有本质联系的事实作为论据，是论文成功的重要保证。

2. 实验数据

采用数据来阐明论点，应用处理过的真实实验数据，通过统计学的处理，把其中有统计学意义的数据作为论据。

3. 理论性数据

论文中可以用一些被公认的定理、公式、定律，或某些疾病的病因、病理生理、生化指标、诊断标准、实验方法、手术方法、疗效等作为论据。

（三）论证

论证是组织、安排和运用论据来证明论点的方法和过程，目的在于揭示论点和论据之间的逻辑关系，也就是逻辑推理的过程。方法主要有以下几种：

（1）综合归纳法。

（2）演绎归纳法。

（3）比较分析法。

（4）驳论反证法。

在医学论文撰写中，以上几种方法往往结合在一起运用。

二、医学论文的基本格式与内容

（一）一般医学论文的基本格式

1. 标题

标题（title）也称题目、文题、题名等，是论文内容的高度概括和准确揭示，也是论文主题和中心的浓缩。标题的书写应符合以下要求：①准确、具体；②简洁、精炼；③新颖、醒目。

2. 作者

作者（author）署名的形式有三种：个人署名、多位作者署名、集体署名。

国家标准 GB/T 7713—1987 规定署名作者必须具备以下 3 个方面的条件：

（1）参与选定研究课题和制订研究方案。

（2）直接参加全部或主要部分研究工作并做出主要贡献。

（3）参加撰写论文并能对内容负责。

3. 摘要

摘要（abstract）又称提要，是文章主要内容的摘录，起报道和检索作用。摘要采用第三人称语气、主动语态表述，尽可能采用专业术语，不分段。

根据原文内容压缩的程度不同，摘要可分为：①指示性文摘（indicative abstract）；②报道性文摘（informative abstract）。

目前，学术期刊一般都要求摘要以结构式文摘的形式呈现。结构式摘要又可分为：

（1）简化型结构式摘要：包括目的、方法、结果、结论。

（2）完全型结构式摘要：包括目的、研究设计、研究场所、研究对象、干预措施、主要结果和测量方法、结果、结论八个部分。

循证医学文献中，常见系统评价的结构式摘要包括：研究背景、目的、研究策略、选择标准、数据收集和分析、主要结果、作者结论。

4. 关键词

关键词是为了标引文献，从报告、论文中选取出来用以表示全文主题内容信息款目的单词或术语。每篇报告、论文选取 3～8 个词作为关键词，以显著的字符另起一行，排在摘要的左下方。如有可能，尽量用《汉语主题词表》等词表提供的规范词。

5. 中图分类号

按照文章所属的学科，根据《中国图书资料分类法》给出文章的分类号，即中图分类号（classification number）。

6. 文献标识码

为了便于文献的统计和期刊评价，确定文献的检索范围，提高检索结果的适用性，每一篇文章或资料应标识一个文献标识码（document type code）。文献标识码共分 5 类。

A：理论与应用研究学术论文（包括综述报告）。

B：实用性成果报告（科学技术、理论学习与社会实践总结、科技）。

C：业务指导与技术管理的文章（包括特约评论）。

D：一般性通讯、报道、专访等。

E：文件、资料、人物、书刊、知识介绍等。

7. 英文摘要

英文摘要（english abstract）一般包括：①英文标题，②作者和机构名称译名，③英文摘要，④英文关键词。

8. 引言（或绪论）

引言（或绪论）简要说明研究工作的目的、范围、相关领域的前人工作和知识空白、理论基础和分析、研究设想、研究方法和实验设计、预期结果和意义等。应言简意赅，不要与摘要雷同，不要成为摘要的注释。一般教科书中有的知识，在引言中不必赘述。

比较短的论文可以只用小段文字起到引言的效用。

学位论文需要反映出作者确已掌握了坚实的基础理论和系统的专门知识，具有开阔的科学视野，对研究方案做了充分论证，因此，有关历史回顾和前人工作的综合评述，以及理论分析等，可以单独成章，用足够的文字叙述。

9. 正文

报告、论文的正文是核心部分，占主要篇幅，可以包括：调查对象、实验和观测方法、仪器设备、材料原料、实验和观测结果、计算方法和编程原理、数据资料、经过加工整理的图表、形成的论点和导出的结论等。

由于研究工作涉及的学科、选题、研究方法、工作进程、结果表达方式等有很大的差异，对正文内容不能作统一的规定。但是，正文必须实事求是，客观真切，准确完备，合乎逻辑，层次分明，简练可读。

10. 结果

结果（result）是实验所获得的数据，观察到的现象，得出的规律、结论及发现的问题。对结果的叙述要做到：①重点突出，准确无误；②鲜明有序；③实事求是，如实报道；④避免重复。

11. 讨论

讨论（discussion）是研究结果的升华，为文章的结论提供理论上的依据，基本内容包括：①针对研究目的阐明研究结果及其理论意义、指导作用和实践意义；②与国内外有关课题的研究结果及其理论解释进行比较，分析异同及其可能的原因，提出作者自己的观点和见解；③实事求是地对本研究的限度和缺点、疑点和研究中的意外发现及相互矛盾的数据现象加以分析和解释；④展示有待研究的问题，指出今后的研究方向与建议。

12. 结论

结论（conclusion）又称小结，是论文全文的概括和总结。

13. 致谢

致谢（acknowledgement）常出现在学位论文中，附于正文之后。常见对以下方面的致谢：①对本研究工作及论文写作中参加讨论或提出过指导性建议者；②对参与、协助本研究的相关工作者；③对本研究给予捐赠、资助者。

14. 参考文献

参考文献（reference）是论文的一个重要组成部分。主要用来说明论文中所涉及的方法和论点的出处，提供查找有关文献的线索。

科研论文参考文献的格式依据国家标准GB/T 7714－2015《信息与文献参考文献著录规则》录入。

（1）期刊中析出文献著录格式。

［序号］析出文献主要责任者（一般应写出前三位作者姓名，以后用"，等"或"，et al"）. 题名［J］. 刊名，出版年，卷（期）：页码.

（2）图书著录格式。

［序号］主要责任者. 书名［M］. 版次（第一版可不写）. 出版地：出版者，出版年：页码.

（3）文献类型和标识代码。

文献类型及其标志代码如下：

M，普通图书；C，会议录；G，汇编；N，报纸；J，期刊；D，学位论文；R，报告；S，标准；P，专利；EB，电子公告；DB，数据库；CP，计算机程序。

（二）学位论文的格式

学位论文是表明作者从事科学研究取得了创造性的结果或有了新的见解，并以此为内容撰写而成、作为提出授予相应的学位申请时评审用的论文。

学位论文的内容与格式应包含以下几个部分：

封面、独创性声明及学位论文版权使用授权书、中文摘要、英文摘要、插图和附表清单、主要符号表、目录、前言（引言）、正文部分、结论、参考文献、附录、致谢、作者简介等。

第三节　医学综述的撰写

医学综述（medical review）是在一段时间内利用二次文献，收集某一专题的大量一次文献资料，经阅读、全面分析、归纳、整理撰写出来的一种论文，属于三次文献的范畴。

一、医学综述的特点和作用

（一）综述的特点

综述的特点包括：信息容量大、内容专深、写作方法是概括地回顾既往事实。

（二）综述的作用

综述的作用包括：交流信息、指导科研、决策参考、提高学术水平和科学思维能力。

二、医学综述的格式

（1）前置部分和后置部分与其他医学论文基本相同，正文主要由三个部分构成，即前言、主体、结束语。

（2）撰写综述应注意以下几个问题：①搜集文献要全面；②搜集到的文献要认真分析鉴别，去伪存真；③认真阅读、分析文献原著；④观点明确，突出重点，层次分明，文字简练；⑤切忌文献堆砌。

（3）综述的选题：①医学基础理论的新进展、新观点；②新发现的疾病或对疾病的新认识；③诊断治疗的新技术、新方法；④某一疾病诊断、治疗的进展；⑤新药物、新仪器设备的应用；⑥各学科之间的相互渗透和新产生的边缘科学。

第四节 病例报告的撰写

一、病例报告的概念、类型和作用

（一）病例报告的概念

病例报告（case report）是报道临床罕见病例或新发现病例的一种医学论文，在疾病的表现、机制及诊断、治疗等方面，病例报告可提供第一手感性资料。

（二）病例报告的类型

广义的病例报告包括两种类型，即个案报告（report of single case）和病例分析（case series）。

（三）病例报告的作用

病例报告的作用包括：①是开启医学科研之门的钥匙；②是论证暴露疾病因果关系的重要手段；③是病例报告的二次利用。

二、病例报告的撰写格式与主要内容

（一）前置部分

前置部分一般包括题目、作者姓名、单位、摘要。

（二）正文部分

（1）前言。

（2）病例介绍。

病例介绍的内容包括：①姓名、性别、年龄、住院号；②与疾病有关的既往史、家族史；③重要、特殊的临床症状、体征、辅助检查结果及病程、住院或就诊日期等；④疾病的演变过程和治疗经过；⑤治疗结果及预后。

写作要求：不可照搬原始资料，病例介绍要清楚地描写病程经过的细节。

（3）讨论。

写作要求：讨论内容要与病例紧密联系；讨论中要有充足的论据。

（三）后置部分

由于病例报告多为罕见或新发现的疾病，因此参考文献相对较少，有的甚至没有，故绝大多数杂志将此部分略去。但在学术会议上发表时参考文献不宜省略。

第五节　医学论文撰写的步骤和方法

一、选题

选题就是选择医学论文的题目，是医学论文写作的第一步。选择医学论文题目要遵循以下原则：①科学性；②创新性；③针对性；④可行性。

二、收集资料

（1）收集文献资料。

（2）收集临床或病历资料。

（3）收集实验观察资料。

（4）收集调查研究资料。

（5）收集其他实物资料。

三、管理和阅读资料

可利用文献管理软件对所收集到的资料进行整理。采取不同的阅读策略、阅读程序，掌握阅读的要领。

四、构思与拟定提纲

（一）构思

构思是作者在熟悉和掌握收集到的各方面资料的基础上，明确写作要求、目的，对观点和材料进行合理安排的思维过程。

（二）拟定提纲

拟定提纲是作者对论文构思的进一步完善。其基本内容包括：
（1）暂拟的标题。
（2）论点（假设）的提出。
（3）从不同侧面说明中心论点。
（4）论据。
（5）结论。

五、完成初稿

撰写初稿时，要尽量充分、丰富地将提纲中的内容全部囊括，把自己所掌握的丰富的实验资料、观察资料和文献资料等作为论据，充实到提纲的相应部分中去。应重点阐述创造性部分，详写新理论、新发现及对前人成果的丰富和发展。行文要合乎文体规范，论点、论据、论证齐全，纲目分明，逻辑清楚，运用的符号、单位要标准，图、表、公式的书写要规范。

六、修改

一篇文章应反映一项有创造性的科研成果。初稿完成以后，要斟酌立论是否正确，思维是否清晰，结构是否合理，有无明显错误。

文章的修改可从以下几个方面入手，即内容、结构、文字、标题、篇幅。

七、定稿誊清

定稿誊清时，要按所投期刊的要求。通常采用 16 开方格标准（$20 \times 20 = 400$）书写，或用 A4 纸（用 4 号字、行距 1.5 倍）打印。电子版稿件常用 Word 格式，中文用宋体，英文用 Times New Roman 字体。

【强化训练】

一、单项选择题

1. 题录"HOLLAND J H. Adaption in natural and artificial system［M］. Michigan：Michigan University Press，1975."反映的是_____类型的文献。

A. 期刊论文　　　B. 图书　　　C. 专利　　　D. 会议论文

2. 题录"A. Ruba，R Kotar，M. D. Kankam. Acontinually online－trainedneuralnet work controller for brushless DC motor drives［J］. Industry Applications，IEEET rans actions，2000，36（2）：475－483."反映的是_____类型的文献。

A. 期刊论文　　　B. 图书　　　C. 专利文献　　　D. 会议论文

3. 学术论文的英文摘要中不包含_____。

A. 作者　　　B. 摘要　　　C. 主题词　　　D. 关键词

4. 下列说法中错误的是_____。

A. 综述是有关研究某一问题或某些问题的文章

B. 综述是从一定时间内的大量的文献中摘取的情报

C. 综述是对特定的问题利用有关的情报进行的综合性叙述

D. 综述的目的是建立新知识

5. 学术论文的前置部分不包括以下_____项。

A. 标题　　　　　　　　　　B. 中图分类号

C. 文献标识码　　　　　　　D. 参考文献

6. "Tristram G P. Medical Immunology［M］. Michigan：Michigan University Press，2011."反映的是_____类型的文献。

A. 期刊论文　　　B. 图书　　　C. 专利文献　　　D. 会议论文

7. 梁娟于2016年在《医学影像》第28卷第6期上发表了论文《闭合性跟腱断裂超声显像及临床价值》，所在页码为第27页到第28页，那么这篇参考文献的正确格式是_____。

A. 梁娟. 闭合性跟腱断裂超声显像及临床价值［J］. 医学影像，2016，28（6）：27－28.

B. 梁娟. 闭合性跟腱断裂超声显像及临床价值［J］. 医学影像. 2016. 28（6）：27－28.

C. 梁娟. 闭合性跟腱断裂超声显像及临床价值，医学影像［J］. 2016. 28（6）：27－28.

D. 梁娟. 闭合性跟腱断裂超声显像及临床价值. 医学影像［J］. 2016，28（6）：27－28.

8. "Nayer A，Asif A. Idiopathic membranous nephropathy and antiphospholipase A2 receptpr antibodies［J］. J Nephropathol，2013，2（4）：214－216."反映的是_____类型的文献。

A. 期刊论文　　　B. 图书　　　C. 专利文献　　　D. 会议论文

9. 现有题为《医学信息检索与利用（案例版）》的教材，由李红梅、胡笛主编，于

2016 年 8 月在位于北京市的科学出版社出版发行。如论文写作的时候引用了此书第 97 页到第 99 页的内容，相应的参考文献应该写成_____。

    A. 李红梅、胡笳. 医学信息检索与利用（案例版）［M］. 北京：科学出版社，2016：97－99.

    B. 李红梅等. 医学信息检索与利用（案例版）［M］. 北京：科学出版社，2016：97－99.

    C. 李红梅，胡笳. 医学信息检索与利用（案例版）［M］. 北京：科学出版社，2016：97－99.

    D. 李红梅，胡笳. 医学信息检索与利用（案例版）［M］. 科学出版社：北京，2016：97－99.

  10. 下列参考文献的格式，正确的是_____。

    A. 陆益龙，徐生祥，巴荣，等. 急性白血病患者血清 LDH 及 IL－12 检测的临床意义［J］. 检验与临床，2010，47：23－25.

    B. 陆益龙，徐生祥，巴荣，等. 急性白血病患者血清 LDH 及 IL－12 检测的临床意义［J］. 检验与临床，2010，47：23～25.

    C. 陆益龙，徐生祥，巴荣，等. 急性白血病患者血清 LDH 及 IL－12 检测的临床意义［J］. 检验与临床. 2010，47：23－25.

    D. 陆益龙，徐生祥，等. 急性白血病患者血清 LDH 及 IL－12 检测的临床意义［J］. 检验与临床，2010，47：23－25.

二、多项选择题

1. 论文结构的三要素是 _____。

  A. 论点   B. 论据   C. 参考文献   D. 论证

2. 以下_____几项应包含在学术论文的英文摘要中。

  A. 作者   B. 结果   C. 主题词   D. 关键词

3. 在撰写论文时，下列_____资料可以作为论据使用。

  A. 客观事实   B. 材料方法   C. 实验数据   D. 已被证实的理论

4. 以下_____几项应包含在学术论文的英文摘要中。

  A. 英文标题   B. 作者和机构名称译名

  C. 英文摘要   D. 英文关键词

三、填空题

    医学论文由_____、_____和_____三要素构成。其中，_____是贯穿全文始终的中心思想，是论文的核心。

    医学论文的正文部分由_____、_____、_____、_____、_____5 项组成。

四、判断题

1. 学术期刊一般都要求结构式摘要，包括目的、方法、结果、讨论、结论 5 个部分。　　　　　　　　　　　　　　　　　　　　　　　　　　　（　　）

2. 学位论文属于特种文献。　　　　　　　　　　　　　　　　　（　　）

五、问答题

假如你在老师的指导和同学的帮助下完成了一个医学科研项目，你准备将科研成果以论文的形式发表在学术期刊上，那么请你说一下，论文的前置部分、正文部分和后置部分分别应该包括哪些项目？其中正文部分的各个项目分别应写些什么？

参考答案

第一章 绪 论

一、单项选择题

1. D 2. D 3. B 4. B 5. C 6. B 7. A 8. C 9. B 10. A
11. C 12. A 13. D

二、多项选择题

1. ABCD 2. ABCD 3. ABCD 4. ABD 5. ABCD 6. ACD
7. BD 8. AD 9. ABC 10. ABCD 11. BC 12. ABCD

三、填空题

1. 信息意识 信息知识 信息能力 信息伦理 信息意识
2. 正式情报信息源 非正式情报信息源
3. 核心期刊
4. 专利文献、科技报告、会议文献、学位论文、标准文献、政府出版物、技术档案（任填5种）
5. 一次文献 二次文献 三次文献 零次文献
6. 零次文献 三次文献 二次文献 一次文献

四、名词解释

1. 信息：是生物体或具有一定功能的机器通过感觉器官或相应的设备与外界交换内容的总称。（或信息是物质的一种方式、形态或运动状态，是事物的一种普遍属性，一般指数据、消息中包含的意义，可以使消息中所描述事件的不定性减少。）
2. 情报：指运用一定的形式，传递给用户，并产生效用的知识和信息。
3. 文献：为记录有知识的一切载体。

五、判断题

1. √ 2. √ 3. × 4. ×

六、简答题

情报就是运用一定的形式，传递给用户，并产生效用的知识和信息。

情报的三个基本属性：知识性、传递性、效用性。

第二章　信息检索基础知识

一、单项选择题

1. B　2. B　3. C　4. C　5. D　6. A　7. D　8. D　9. B　10. C
11. B　12. C　13. A　14. D　15. B　16. C　17. C　18. B　19. D　20. D
21. D　22. C　23. C　24. C　25. B　26. D　27. C　28. D　29. C　30. C
31. C　32. C

二、多项选择题

1. AD　2. BC　3. ABCD　4. ABCD　5. ABD　6. ABCD　7. ACD　8. BC
9. BCD　10. AD　11. CD　12. ACD　13. ABD　14. AD　15. AD

三、填空题

1. 题名语言　著者语言　代号语言　代码语言　分类语言　主题语言
2. 文献检索　事实检索　数据检索
3. R
4. 入口词
5. 主题词
6. 手工型检索工具　机读型检索工具　网络检索工具；目录　索引　文摘
7. 词组
8. 精确限制符（＝）　模糊限制符（in/［］）
9. 检索词　运算符
10. 检索词　运算符
11. NOT　AND　OR
12. 文档　记录　字段　记录

四、名词解释

1. 信息检索：（狭义）以科学的方法，利用专门的工具，从大量的情报信息资料中，查找出特定的、所需要的情报信息资料的过程。（广义）通过一定的方法和手段，使信息储存和检索这两个过程所采用的特征标识达到一致，以便有效地获取和利用文献信息的过程。

2. 事实检索：是直接获取关于某一事件发生时间、地点和过程等等事实或相关知识的检索。

3. 信息检索工具：是用以报道、存储、查询知识信息的一切工具和设备。

五、判断题

1. √   2. √   3. √   4. ×   5. ×   6. √   7. √   8. √   9. ×   10. ×   11. ×

六、简答题

1. 信息检索是指通过一定的方法和手段，使信息存储和检索这两个过程所采用的特征标识达到一致，以便有效地获取和利用文献信息的过程。（或以科学的方法，利用专门的工具，从大量的情报信息资料中，查找出特定的、所需要的情报信息资料的过程。）

信息检索包括：

文献检索：查找含有特定内容的文献，使用文献检索工具来完成。

事实检索：查找具体的知识、事实、专业术语的解释，使用参考工具书来完成。

数据检索：查找各种数值性的数据、图表、公式、结构式等，使用参考工具书来完成。

2. 信息检索工具是用以报道、存储、查询知识信息的一切工具和设备。

按收录范围划分：综合性检索工具；专业性检索工具；专题性检索工具。

按载体形式划分：手工检索工具；机读型检索工具；网络检索工具。

按著录内容划分：目录型；索引/文摘型；全文型检索工具。

3. 数据库是指相互关联的数据在计算机外存储器上有序的集合。

数据库的结构：

文档：数据库中一部分记录的集合。

记录：构成数据库的基本信息单元。

字段：组成记录的数据项。

4. 调整检索策略（参考）：

删除某些用 AND 连接的不重要检索词；

增加用 OR 连接的检索词；

位置运算符放宽；

检索词后用截词符；

多用几个副主题词，甚至选用所有副主题词；

选用上位主题词扩检，或选用扩展全部树检索；

同时用主题词和自由词检索，或用 OR 连接；

从在某个学科范围中输词检索改为在所有学科中输词检索；

多用几种检索系统进行检索。

第三章　中国生物医学网文献检索系统

一、单项选择题

1. D　2. B　3. B　4. D　5. C　6. B　7. B　8. D　9. D

二、多项选择题

1. ABD　2. ABCD　3. ABCD　4. ABCD　5. ABC　6. ABCD　7. ABC
8. ABCD　9. ABC　10. BC

三、填空题

主题（检索）　分类（检索）

四、编写检索式

1. 黄疸，梗阻性/（诊断 or 病理学 or 放射摄影术 or 放射性核素显像 or 超声检查）

2. AU=周全 and AD=北京大学口腔医学院　and　TA=中华口腔医学杂志

3. 腰椎退变/放射摄影术 and CT and AU=王佳 and AD=昆明医科大学

4. （白血病/治疗 or 药物疗法 or 放射疗法 or 外科学 or 中药疗法 or 中西医结合疗法）and　PY>=2000　and　LA=英文

5. 胫骨骨折/护理

6. 肝炎，乙型/药物疗法

7. 肺结核/预防和控制　and　AU=刘颖　and　AD=云南省第一人民医院

8. 冠心病/并发症　and　CT=老年人　and　综述 in PT

9. （纵隔肿瘤/诊断 or 病理学 or 放摄摄影术 or　放射性核素显像　or 超声检查）and　PY>=2013　and　LA=英文

10. 肺炎，大叶性/流行病学（或 流行病学 or 人种学 or 死亡率）

11. 贫血/膳食疗法 and CT=儿童

12. 抗生素/副作用 and 腹泻/病因学（或化学诱导）

13. 硬皮病，系统性/治疗 and　PY>=2012

14. 硝苯地平/治疗应用 and 高血压，肾性/药物疗法 and　CT=儿童 and　PY>=1999

15. 前列腺肿瘤/诊断 and　PY>=2012

16. 阿尔茨海默病/护理 and　随机对照试验 in　PT

17. 胃肠出血（下消化道出血）/放射性核素显像 and 锝/诊断应用

18. 褪黑（激）素/药理学 and　血压/药物作用 and CT=动物 and 大鼠

19. 伤口感染/护理

20. 肾结石/超声检查 and AU=王蕾 and AD=昆明医科大学第一附属医院

21. 近视/遗传学　and　CT=青少年　and　病例报告 in PT

22. （结肠肿瘤/治疗 or 药物疗法 or 放射疗法 or 外科手术 or 中药疗法 or 中西医结合疗法） and PY＞＝2013 and LA＝英文

23. 黄疸/药物疗法

24. 禽流感/预防和控制 and AU＝张玉珍 and AD＝云南省第一人民医院

25. 动脉硬化/并发症 and CT＝老年人 and 综述 in PT

26. （食管肿瘤/诊断 or 病理学 or 放射摄影术 or 放射性核素显像 or 超声检查）and PY＞＝2015 and LA＝中文

27. 白血病/外科学 and 骨髓移植

28. AU＝胡伟 and AD＝山西省人民医院 and 医学

29. 肝炎，甲型 and 综述 in PT

30. 肾功能衰竭，慢性/中医疗法

31. 睡眠呼吸暂停低通气综合征，阻塞性/流行病学 and 汉族

32. 中心静脉置管/并发症

33. （布地奈德/治疗应用 and 孟鲁司特钠/治疗应用）and 哮喘/药物疗法

注：孟鲁司特钠在 CBM 中主题词为白三烯拮抗剂

34. 肾功能衰竭/护理

35. （信使核糖核酸 or mRNA）and AU＝李莉 and AD＝（昆明医科大学 or 昆明医学院）

36. PY＞＝2013 and（白血病/治疗 or 药物疗法 or 放射疗法 or 外科手术 or 中药疗法 or 中西医结合疗法）not（综述 in PT and LA＝中文）

五、操作题

略。

第四章　网络免费学术资源

一、多项选择题

1. BCD　2. ABD　3. CD　4. ABC

二、单项选择题

1. C　2. B　3. C　4. A　5. C

三、判断题

1. ×　2. √

四、名词解释

搜索引擎是通过 Internet 接受用户的查询指令，并向用户提供符合其查询要求的信息资源网址的系统。

五、填空题

1. www. hon. ch
2. 必须　不

第五章　特种文献和专类信息检索

一、单项选择题

1. B　2. B　3. D　4. A　5. A　6. C　7. B　8. B　9. B

二、多项选择题

1. AC　2. ACD　3. AB　4. AD　5. ABC　6. ABCDEF　7. CD
8. ABCD　9. ABCD　10. BD

三、填空题

1. 会前文献　会间文献　会后文献；专深性　连续性　新颖性
2. 新颖性　创造性　实用性
3. 8　1
4. 部（section）　大类（class）　小类（sub－class）　主组（main－group）小组（sub－group）
5. 强制性标准　推荐性标准
6. 公认权威机构　权威性
7. 标准代号　顺序号　颁布或修订的年份
8. 研究课题　作者　团体作者
9. Locate Literature　Locate Substance
10. 题录　索引
11. 50　英文命名
12. 期刊浏览

四、判断题

×

五、简答题

1. 查找国内医学会议预告信息常用的网站有：中华医学会网站、医学会议在线、好医生会议、中国学术会议在线、MedSci 等。

查找国外医学会议预告信息常用网站有：AllConferences. com、Medical Conferences、DocGuide 的会议资源中心（Congress Resource Centre，CRC）、AEIC 学术交流中心、Doctor's Review Meetings 及 HON 会议信息等。

2. 专利主要包括以下三方面的含义：①专利权，受到专利法保护的权利。②受专利法保护的发明，获得专利权的发明创造。③专利文献，即受到专利法保护的技术范围的法律文件。

3. 内容新颖、广泛；格式统一、分类科学；报道速度快、时效性强；内容详尽具体、实用性强。

4. 一个完整的国际专利分类号由 5 级类目构成，依次为：部（1 个字母）、大类（2 个数字）、小类（1 个字母）、主组（1~3 个数字）和小组（2~4 个数字）。主组与小组之间以斜线分开。

5. 标准文献的作用有：①了解各国经济政策、技术政策、生产水平、资源状况和标准水平；②科研、工程设计、工业生产、企业管理、技术转让、商品流通中，采用标准化的概念、术语、符号、公式、量值和频率等有助于克服技术交流的障碍；③采用国内外先进的标准可改进产品质量，提高工艺水平和技术水平；④作为鉴定工程质量、校验产品、控制指标和统一试验方法的技术依据；⑤简化设计、缩短时间、节省人力、减少不必要的实验、计算，能够保证质量、降低成本；⑥利于企业或生产机构经营管理活动的统一化、制度化、科学化和文明化。

6. 《Evaluating strategies for achieving global collective action on transnational health threats and social inequalities》

7. 学位论文的特点有：①选题新颖；②利用价值高；③来源分散，大多不正式出版，使用难度较大；④理论性、系统性较强。

8. 应注意的规则如下。①同一组分子中的元素必须有明确的分割符号，可以用数字和空格进行分割。②对于不含 C 的物质，按照字母顺序书写分子式。③对于含 C 的物质，CH 写在前面，其他按字母顺序书写。④对于多组分物质，用"."将不同组分分开，组分排列顺序依照 C 数的降序；C 数相同时，按 H 数的降序排列；H 数一样时，按第三个元素的字母顺序排列，以此类推。⑤聚合物用括号表示，括号外用 n 或 x 表示。⑥注意区分大小写。

第六章　循证医学证据检索

一、名词解释

1. 循证医学（EBM）：慎重、准确和明智地应用当前所能获得的最佳的研究依据，同时结合临床医生的个人专业技能和多年临床经验、考虑患者的权利、价值和期望，将三者完美地结合以制订出患者的治疗措施。

2. 系统评价（SR）：是一种综合文献的研究方法，即按照特定的问题，系统、全面地收集已有的相关和可靠的临床研究结果，采用临床流行病学严格评价文献的原则和方法，筛选出符合质量标准的文献并进行科学的定性或定量合并，最终得出综合可靠的结论。

3. Meta 分析：是对具有相同目的且相互独立的多个研究结果进行系统的综合评价和定量分析的一种研究方法。即 Meta 分析不仅需要搜集目前尽可能多的研究结果和进行全面、系统的质量评价，而且还需要对符合选择条件（纳入标准）的研究进行定量的合并。

4. 发表偏倚：指有统计学意义的研究结果较无统计学意义和无效的研究结果被报告和发表的可能性更大。如果 Meta 分析只是基于已经公开发表的研究结果，可能会因为有统计学意义的占多数，从而夸大效应量或危险因素的关联强度而致偏倚发生。

5. 失效安全数：通过计算假定能使结论逆转而所需的阴性结果的报告数，即失效安全数来估计发表偏倚的大小。失效安全数越大，表明 Meta 分析的结果越稳定，结论被推翻的可能性越小。

6. 敏感性分析：采用两种或多种不同方法对相同类型的研究（试验）进行系统评价（含 Meta 分析），比较这两个或多个结果是否相同的过程，称为敏感性分析。其目的是了解系统评价结果是否稳定和可靠。

二、单项选择题

1. E　2. B　3. D　4. B　5. B　6. A　7. B　8. C　9. D　10. A
11. B　12. B

三、多项选择题

1. DE　2. BC　3. ABCDE　4. ABCD　5. AC　6. BE　7. ABDE

四、简答题

1. 循证医学的基础是：①素质良好的医生；②当前最佳的研究证据；③临床流行病学的基本方法和知识；④患者的参与及合作；⑤必要的医疗环境和条件。

2. 循证医学实践的目的是：①弄清疾病发病的危险因素，为疾病的防治提供依据；②提供可靠的诊断依据；③帮助医生为患者选择当前最科学、合理的治疗措施；④分析和应用促进患者康复的有利因素，改善患者预后和提高其生存质量；⑤提供可用于卫生管理的最佳研究证据，促进管理决策科学化。

3. 医学实践的基本步骤包括：①确定临床实践中需要解决的问题；②构建临床问题的 PICO 原则；③全面系统地查找证据；④严格评价证据；⑤综合分析证据，指导临床决策；⑥后效评价决策效果。

4. 循证医学评价证据根据以下标准：首先是分析评价证据的真实性；其次是评价其对于临床医疗实践是否具有重要价值；最后是分析是否能适用于面临的临床问题。

5. Meta 分析的目的：①增加统计学检验效能；②定量估计研究效应的平均水平；③评价研究结果的不一致性；④寻找新的假说和研究思路。

6. 目前认为 Meta 分析主要适用于随机对照试验（RCT）结果的综合，尤其在存在以下指征时：①需要做出一项紧急决定，而又缺乏时间进行一项新的试验；②目前没有能力开展大规模的临床试验；③有关药物和其他治疗，特别是副作用评价方法的研究；④研究结果矛盾时。

7. Meta 分析的基本步骤：①提出问题，制订研究计划；②检索资料；③选择符合纳入标准的研究；④纳入研究的质量评价；⑤提取纳入文献的数据信息；⑥资料的统计学处理；⑦敏感性分析；⑧形成结果报告。

8. 研究证据的来源：

（1）原始资料来源包括专著、高质量期刊上发表的论著、电子出版物等。例如，医学索引在线（MEDLINE）、Embase 数据库（Embase Database）、中国生物医学文献数据库（CBM）、中国循证医学/Cochrane 中心数据库（CEBM/CCD）和国立研究注册（NRR）等。

（2）经系统评价的二次研究资料包括循证医学教科书、与证据有关的数据库、网站等。例如，Cochrane 图书馆（CL）、循证医学评价（EBMR）、循证医学杂志（EBM）、国立指南库（NGC）、指南（Guidelines）等。

五、论述题

1. 从发展的观点出发试说明循证医学的局限性。

（1）虽然循证医学将会大大提高医疗卫生服务的质量和效率，但它并不能解决所有与人类健康有关的问题，如社会、自然或环境问题。

（2）建立有效的产生、总结、传播和利用医疗证据的体系，需要花费一定的资源，虽然从长远看，循证医学会降低医疗费用，但其不能确保在每一个具体的阶段性治疗措施中一定更廉价。

（3）原始文献研究背景和研究质量不一，即使经过严格的证据评价，循证医学实践得到的结论仍有可能存在各种偏倚。

（4）应用循证医学实践得出的结论指导医疗卫生决策、为病人提供服务时可能会遇到各种各样的障碍，如地理上的、组织方面的、传统习惯性的、法律和行为方面的因素等，致使一项有效的防治措施可能无法推行，或不被病人接受。即使现在可以推行的措施，由于受诊断方法和水平，医生的水平和积极性，病人的依从性等因素的影响，可能还是不能达到预期的效果。

（5）医疗卫生决策并不是一个简单的科学问题，在资源有限的状况下，它又是一个经济和伦理问题。对于个人来说，不可能将其拥有的所有财产都用于医治疾病和提高健康，还必须考虑生活的其他需要。如何分配资源是一个个人价值取向的问题。同理，一个国家和地区的医疗卫生资源也是有限的，一个病人使用了一项昂贵的检查或治疗，意味着很多其他病人可能失去了诊治的机会。决策者必须兼顾个人和社会利益，在经济和伦理原则面前，往往科学证据也不得不做一定的让步。

2. 试论述循证医学、临床流行病学和系统评价之间的联系及区别。

（1）联系：一方面，循证医学是在临床流行病学的基础上发展起来的，可以说临床流行病学是循证医学的理论基础之一，另一方面，临床流行病学的发展需要吸收和运用循证医学的思想，在循证医学的思想指导下，流行病学在临床上的应用将更为科学和系统。系统评价是在循证医学和临床流行病学指导下对文献进行的二次评价，是具体的实践过程，如果没有循证医学作为指导，对文献的利用只会是自发、零乱、单一、孤立的，其结果相对不可靠，而高质量的系统评价是循证医学的要求和基础。

（2）区别：循证医学的核心是强调要建立自觉去寻找、研究和运用最佳的证据，并与自身的经验和患者的意愿相结合来指导实践的思想，其目的是解决临床医疗实践中的难题，从这个意义上讲，循证医学首先是指导实践的一种思想，是解决问题的科学的思维方式；而临床流行病学是运用流行病学的思想和方法，通过严谨的设计、测量和评价，研究患病群体，其主要特征是一门指导临床科研的方法学。而系统评价是对文献的严格评价和系统综合的一种方法，其应用的领域不仅限于循证医学，循证医学所包含的内容也远远超过系统评价。

3. 循证医学和传统临床医学的主要目的都是要解决临床问题，但它们在很多方面都存在区别。

（1）传统临床医学检索文献不够系统和完全，而循证医学检索文献系统、完全，为循证医学实践获取最佳证据奠定了坚实的基础。

（2）传统的临床医学缺乏评价标准，评价证据不严格，偏倚多；而循证医学需要对一个研究证据的质量做科学的鉴别，分析它的真实性程度，进一步评价将之运用于临床医疗是否有重要价值，最后看这种证据是否能适用于具体的临床实践，使得经过严格评价的证据真实、可靠、适用。

第七章　图书馆资源利用

一、单项选择题

1. A　2. B　3. B　4. D　5. B　6. C　7. C　8. A　9. B　10. A

二、多项选择题

1. AD　2. ABCD　3. BC　4. BCD

三、填空题

1. 索书号
2. 手册　年鉴　名录
3. 经常需要查考的基本资料和数据
某一领域过去一年内的大事要闻、进展动向、成果成就、统计资料等
有关人物或机构的背景资料
4. 词典（字典）、手册、百科全书、年鉴、药典、图表（图谱）、名录、指南（任写五种）
5. 零次　三次　二次　一次
6. 药典

四、名词解释

参考工具书是根据一定的社会需要，广泛汇集某一范围的知识或资料，加以浓缩，并按特定的方法排检，专供查阅、参考的特殊类型图书。

五、判断题

1. √   2. ×   3. √   4. √

第八章   医学论文撰写

一、单项选择题

1. B 2. A 3. A 4. D 5. D 6. B 7. A 8. A 9. C 10. A

二、多项选择题

1. ABD 2. AD 3. ACD 4. ABCD

三、填空题：

1. 论点 论据 论证 论点
2. 前言 材料和方法 结果 讨论 结论

四、判断题

1. ×   2. √

五、问答题

（1）前置部分：封面、独创性声明及学位论文版权使用授权书、中文摘要、英文摘要、插图和附表清单、主要符号表、目录、前言（引言）。

（2）正文部分：

引言：论文的目的和意义；基本原理和历史背景；研究对象、范围和方法。

材料和方法：说明研究使用的对象和材料、研究方法和过程。

结果：实验所获得的数据，观察到的现象，得出的规律、结论，以及发现的问题。

讨论：从理论上对结果行进思考、分析和科学推理，提示观察到的事实之间的内在联系，并上升到理性认识，从广度和深度两方面来丰富和提高对结果的认识，为文章的结论提供理论上的依据。

结论：论文最后的总结，高度概括说明研究解决了什么问题，发现了什么规律；评价研究结果的理论意义和实用价值；扼要点明本研究与已有的文献报道异同之处；简述研究存在的缺欠，提出进一步研究的问题和建议。

（3）后置部分：参考文献、附录、致谢、作者简介等。

参考文献

［1］李红梅，胡筱. 医学信息检索与利用（案例版）［M］. 北京：科学出版社，2016.

［2］李红梅，王振亚. 医学信息检索与利用［M］. 北京：人民邮电出版社，2013.

［3］李红梅. 医学文献检索［M］. 北京：中国协和医科大学出版社，2013.

［4］谢德体，宛章齐，骆云中. 信息检索与利用［M］. 北京：中国农业出版社，2002.

［5］张文浩，仇晓春，崔金竹. 医学文献检索［M］. 北京：科学出版社，2002.

［6］周薇，王振亚. 医学信息检索与利用［M］. 昆明：云南大学出版社，2005.

后　记

　　经过编者四年多的辛勤劳动，《医学信息检索与利用学习指导》得以付梓。教研室结合教学实际情况组织专家、教师自 2017 年 7 月开始编写《医学信息检索与利用学习指导》（第一稿），于 2018 年 9 月开始试用，试用一年后，结合学生及教师的反馈意见于 2019 年 7 月修订《医学信息检索与利用学习指导》（第二稿），并于 2019 年 9 月开始试用第二稿，在学生中获得良好反响。

　　《医学信息检索与利用学习指导》共 8 章，每章内容包括"学习目标""主要知识框架""重点内容"和"强化训练"四个板块。其中：王欣负责第一章第一节、第二节、第三节，第五章第六节、第六章第一节、第二节、第三节的撰写；胡清照负责第八章第一节、第二节、第三节、第四节、第五节的撰写；廖安负责第二章第三节、第四节，第三章第三节，第四章第一节、第二节、第三节的撰写；李洁筠负责第二章第五节、第六节，第五章第一节、第三节、第四节的撰写；李罗嘉负责第二章第一节、第二节的撰写；杨鸿负责第二章第七节、第八节的撰写；张晓雪负责第五章第二节、第五节的撰写；张琳负责第三章第一节、第二节的撰写；涂伟负责第三章第四节、第五节的撰写；韩雪飞负责第七章第一节、第二节、第三节的撰写。

　　本书的完成得到了昆明医科大学海源学院各位领导的关心和大力支持，取得的成果也与各位编者的团结协作和精益求精的工作精神密切相关，在此一并表示衷心的感谢！

主　编
2021 年 12 月